Veronika Günther

M. Parkinson: Einfluss des Ncl. Subthalamicus auf die Raumorientierung

Veronika Günther

M. Parkinson: Einfluss des Ncl. Subthalamicus auf die Raumorientierung

Eine randomisierte klinische Studie

Südwestdeutscher Verlag für Hochschulschriften

Impressum/Imprint (nur für Deutschland/only for Germany)
Bibliografische Information der Deutschen Nationalbibliothek: Die Deutsche Nationalbibliothek verzeichnet diese Publikation in der Deutschen Nationalbibliografie; detaillierte bibliografische Daten sind im Internet über http://dnb.d-nb.de abrufbar.
Alle in diesem Buch genannten Marken und Produktnamen unterliegen warenzeichen-, marken- oder patentrechtlichem Schutz bzw. sind Warenzeichen oder eingetragene Warenzeichen der jeweiligen Inhaber. Die Wiedergabe von Marken, Produktnamen, Gebrauchsnamen, Handelsnamen, Warenbezeichnungen u.s.w. in diesem Werk berechtigt auch ohne besondere Kennzeichnung nicht zu der Annahme, dass solche Namen im Sinne der Warenzeichen- und Markenschutzgesetzgebung als frei zu betrachten wären und daher von jedermann benutzt werden dürften.

Verlag: Südwestdeutscher Verlag für Hochschulschriften GmbH & Co. KG
Dudweiler Landstr. 99, 66123 Saarbrücken, Deutschland
Telefon +49 681 37 20 271-1, Telefax +49 681 37 20 271-0
Email: info@svh-verlag.de

Zugl.: Kiel, Christian-Albrechts-Universität, Diss., 2011

Herstellung in Deutschland:
Schaltungsdienst Lange o.H.G., Berlin
Books on Demand GmbH, Norderstedt
Reha GmbH, Saarbrücken
Amazon Distribution GmbH, Leipzig
ISBN: 978-3-8381-2794-1

Imprint (only for USA, GB)
Bibliographic information published by the Deutsche Nationalbibliothek: The Deutsche Nationalbibliothek lists this publication in the Deutsche Nationalbibliografie; detailed bibliographic data are available in the Internet at http://dnb.d-nb.de.
Any brand names and product names mentioned in this book are subject to trademark, brand or patent protection and are trademarks or registered trademarks of their respective holders. The use of brand names, product names, common names, trade names, product descriptions etc. even without a particular marking in this works is in no way to be construed to mean that such names may be regarded as unrestricted in respect of trademark and brand protection legislation and could thus be used by anyone.

Publisher: Südwestdeutscher Verlag für Hochschulschriften GmbH & Co. KG
Dudweiler Landstr. 99, 66123 Saarbrücken, Germany
Phone +49 681 37 20 271-1, Fax +49 681 37 20 271-0
Email: info@svh-verlag.de

Printed in the U.S.A.
Printed in the U.K. by (see last page)
ISBN: 978-3-8381-2794-1

Copyright © 2011 by the author and Südwestdeutscher Verlag für Hochschulschriften GmbH & Co. KG and licensors
All rights reserved. Saarbrücken 2011

I. Inhaltsverzeichnis

1. Einleitung 1
1.1 Morbus Parkinson 1
   1.1.2 Pathomechanismus 1
   1.1.3 Klinische Symptome 2
   1.1.4 Therapie 3
      1.1.4a Pharmakotherapie 3
      1.1.4b Tiefenhirnstimulation 4
1.2 Neglect 5
   1.2.1 Definition 5
   1.2.2 Neglectformen 6
   1.2.3 Repräsentation der Raumorientierung in den Hemisphären 6
1.3 Sakkaden 9
   1.3.1 Kortiko-subkortikale Kontrolle von Sakkaden 10
1.4 Die Rolle des STN bei der emotionalen Prozessverarbeitung 11
1.5 Zielsetzung 12
1.6 Hypothesen 12
2. Material und Methoden 14
2.1 Patienten 14
   2.1.1 Deep Brain Stimulation (DBS) 14
2.2. Methoden
2.2.1.Unified Parkinson´s Disease Rating Scale (UPDRS) 18
   2.2.2 Hoehn & Yahr-Skala 19
   2.2.3 Mini-Mental-Status-Test (MMST) 20
   2.2.4 Levodopa Äquivalenzdosis 20
   2.2.5 Visus-Test 21
   2.2.6 Eye-tracking (SensoMotoric Instruments, SMI) 22
      2.2.6.1 Bildmaterial 24
      2.2.6.1a International Affective Picture System (IAPS) 25
   2.2.7 Untersuchungsablauf 29
   2.2.8 Visueller, spatialer Aufmerksamkeitstest (Shakashita, 1991) 30
2.3 Studiendesign 31

2.4 Datenanalyse 32
2.5 Statistische Analysen 34
3. Ergebnisse 37
3.1 Patienten 37
3.2 Ergebnisse des UPDRS-Motor-Score 38
3.3 Ergebnisse des Eye-trackings 40
3.4 Ergebnisse der Sakkaden 46
3.5 Ergebnisse des Shakashita-Tests 49
3.5 Ergebnisse der emotionalen Informationsverarbeitung 53
4. Diskussion 55
4.1 Ergebnisse 55
4.2 Einfluss des STN auf die Raumorientierung 55
4.3 Visueller, spatialer Aufmerksamkeitstest (Shakashita) 61
    4.3.1 Limitationen 62
4.4 Zusammenhang zwischen dem STN und der Okulomotorik 62
4.6 Die Rolle des STN bei der emotionalen Informationsverarbeitung 64

II. Zusammenfassung 68
III. Abstract (Deutsche Gesellschaft für Neurologie 2009) 70
IV. Abkürzungsverzeichnis 72
V. Tabellenverzeichnis 73
VI. Abbildungsverzeichnis 74
VII. Literaturverzeichnis 75
VIII. Anhang 83
    1. Einverständniserklärung der getesteten Patienten 83
    2. Mini-Mental-Status-Test 84
    3. UPDRS-III-Motor-Score 87
IX. Danksagung 94

Prolog

"Seeing the World is a Vision over Time and Space" Glyn W. Humphreys, Nature, 1997

Auch wenn wir stets glauben, dass unser Eindruck und unser Erleben über die Welt ein vollständiges Bild von dieser ergeben, so erreichen uns nur kurze Eindrücke, Erlebnisse gekoppelt an die Dimensionen Zeit und Raum. Unser Gehirn interpretiert diese Eindrücke, stellt sie früh in den Kontext des Erlebten und bildet so eine Welt, die wir kennen, die aber bei Weitem nicht das gesamte Spektrum ihrer Gesamtheit widerspiegelt. Um diese umfassende Welt besser zu verstehen, kann man Methoden entwickeln, welche unsere Sinnesorgane „erweitern" oder aber auch nach den Mechanismen suchen, wie unser Gehirn „Raum" und „Zeit" versteht und verarbeitet. Die vorliegende wissenschaftliche Arbeit soll einen kleinen Beitrag dahingehend leisten, wie ein einziger Hirnkern - der Nucleus subthalamicus (Corpus Lysii), kaum größer als der Fingernagel eines Kleinkindes - an der Wahrnehmung des Raumes beteiligt ist.

1. Einleitung

1.1 Morbus Parkinson

Der Morbus Parkinson (M. Parkinson; engl.: Parkinson`s disease, PD) ist nach dem englischen Arzt James Parkinson benannt, der die Erkrankung 1817 erstmals als "shaking palsy" beschrieben hat (Elliott and Hooper, 1954; Nyback, 1982). Es handelt sich um eine langsam fortschreitende neurodegenerative Erkrankung, deren klinisch-motorische Symptome auf einer Störung innerhalb der Basalganglien beruhen. Das durchschnittliche Erkrankungsalter liegt zwischen dem 50. und 60. Lebensjahr; die Prävalenz wird aktuell mit ca. 160/100.000 Einwohnern angegeben, wobei aufgrund der sich verändernden Altersstruktur in den kommenden Jahren mit einer steigenden Patientenzahl zu rechnen ist (Driver et al., 2008).

1.1.2 Pathomechanismus

Morbus Parkinson ist eine neurodegenerative Hirnerkrankung, deren neuropathologisches Korrelat durch den Verlust dopaminerger Zellen in der Pars compacta der Substantia nigra (SNc) gekennzeichnet ist. Trotz intensiver Forschung ist die Ursache der Zelldegeneration in der SNc unbekannt (Nielsen et al., 2009). Genetische, toxische und neurochemische Ursachen werden diskutiert. Morphologisch zeigt sich ein Verlust dopaminerger Neurone in der SNc, sowie der Nachweis intracytoplasmatischer, eosinophiler Lewy-Körperchen in den noch erhaltenen Neuronen der Substantia nigra (SN) (Trojanowski and Lee, 1998). Der Morbus Parkinson wird histopathologisch nach einem aszendierenden Degenerationsmuster der dopaminergen Neuronen klassifiziert (Braak et al., 1996), wobei die Nuclei dorsales Nervi vagi und die Bulbi olfactoriae den Ausgangspunkt dieses Zellunterganges darstellen. Im weiteren Verlauf sind die Neurone der SN betroffen und im letzten Stadium der Erkrankung werden zudem auch kortikale Neurone abgebaut (Braak et al., 2003). Des Weiteren wird eine dopaminerge Neurodegeneration in der ventralen tegmentalen Area beobachtet, welche zum Nucleus accumbens, der Amygdala, dem entorhinalen Kortex und dem anterioren cingulären Kortex (ACC) projiziert und daher mit dem limbischen System in Verbindung steht (Damier et al., 1999), welches wiederum eine Rolle für die Regulation von Emotionen spielt.

Klinisch steht die Degeneration der SN im Vordergrund: Die besonders ausgeprägte Neurodegeneration der ventrolateralen Schicht der SN Pars compacta und daher die Minderung des dopaminergen Einflusses der SN führt zu einer verminderten dopaminergen Innervation der Basalganglien (Matsui and Takahashi, 2009). Daraus resultiert eine Dysfunktion in den motorischen Anteilen des kortiko-subkortikalen Schleifensystems, welche auf den motorischen Kortex, das frontale Augenfeld, den ACC, den lateralen orbitofrontalen und den dorsolateralen präfrontalen Kortex (DLPFC) projizieren (Alexander et al., 1990).

Der Nucleus subthalamicus (STN) stellt ein zentrales Glied des kortiko-subkortikalen Schleifensystems dar, weil durch ihn folgende Schleifen verlaufen:

1. die assoziative Schleife zum orbitofrontalen und dorsolateralen präfrontalen Kortex
2. die limbische Schleife zum ACC und
3. die motorische Schleife, welche auf den motorischen (M1) und den supplementärmotorischen Kortex projiziert (Parent and Hazrati, 1995a; Parent and Hazrati, 1995b).

Ein Mangel an Dopamin als Transmitter hat eine Störung dieser Schleifen zur Folge, woraus eine Überaktivierung des STN resultiert, welcher die inhibitorische Ausflussbahn des Globus pallidus aktiviert (Bergman et al., 1990). Somit wird die exzitatorische thalamokortikale Bahn durch eine fehlaktivierte Ausflussbahn der Basalganglien gehemmt, woraus eine pathologische Inhibition des Thalamus auf frontale und zentrale Kortexabschnitte resultiert (Alexander and Crutcher, 1990).

1.1.3 Klinische Symptome

Die reduzierte kortikale Stimulation in der motorischen Schleife führt zu den klinischen Symptomen Akinese, Bradykinese und Rigor (Braak et al., 1996; Benazzouz et al., 2000). Die medikamentöse Substitution von Levodopa gleicht das Ungleichgewicht im direkten und indirekten Weg der kortiko-subkortikalen Schleifen teilweise aus und führt somit zu einer erheblichen Verbesserung der motorischen Symptome. Klinisch fällt der Morbus Parkinson hauptsächlich durch die motorischen Störungen auf. Die vier Kardinalsymptome sind:

1. Hypokinese, Bradykinese, Akinese (Bewegungsarmut)
2. Ruhetremor (Zittern)
3. Rigor (Muskeltonuserhöhung)
4. Posturale Instabilität (Störung der Stell- und Haltungsreflexe)

Die Akinese bzw. Hypokinese bezeichnet eine Verlangsamung von willkürlichen Bewegungen und ist eine komplexe Bewegungsstörung. Sie manifestiert sich bei den Erkrankten in Form von Hypophonie, kleinschrittigem Gangbild, Störung der Feinmotorik,

Haltungsänderung, Fehlen von physiologischen Mitbewegungen und Mikrographie. Der Ruhetremor hat eine Frequenz von 4 bis 6 Hz und entsteht durch die wechselseitige Kontraktion antagonistischer Muskeln der Extremitäten. Er ist in Ruhe vorhanden und verschwindet bei Willkürbewegungen. Ein Halte- und Aktionstremor kann ebenfalls beobachtet werden. Der muskuläre Rigor entsteht durch einen gesteigerten muskulären Widerstand bei andauernder Kontraktion antagonistischer Muskeln. Als klinisch auffälliges „Zahnradphänomen" wird das ruckartige Nachgeben des Muskelwiderstandes bei passiver Bewegung der Extremitäten oder des Kopfes bezeichnet. Bei den Parkinson-Patienten kommt es zu einer nach vorne gebeugten, propulsiven Körperhaltung und einer Verminderung der Haltereflexe. Diese posturale Instabilität führt zu einer erhöhten Fallneigung. Die einzelnen Symptome treten in unterschiedlicher Ausprägung auf, so dass das idiopathische Parkinson-Syndrom in drei Typen eingeteilt wird: akinetisch-rigider Typ, Äquivalenz-Typ und tremordominanter Typ. Diese verschiedenen Erscheinungsformen unterscheiden sich in ihrem klinischen Verlauf und der Therapie.

Neben den motorischen Symptomen treten häufig nicht-motorische Begleitsymptome auf, die vegetativer (orthostatische Hypotension, Obstipation, Miktionsstörungen, Schlafstörungen, Libidoverlust, Hypersalivation, Temperaturdysregulation), kognitiver (Demenz), psychischer (Depression, Angststörung, Halluzination) oder sensorischer (Dysästhesien, Schmerzen) Art sein können (Golubev et al., 1989).

1.1.4 Therapie

1.1.4a Pharmakotherapie

Die Therapie des Morbus Parkinson basiert auf einer medikamentösen Dopaminsubstitution durch Levodopa (L-Dopa), einer Vorstufe von Dopamin, weil dieses die Blut-Hirn-Schranke nicht selbst passieren kann. In Kombination mit einem Decarboxylasehemmer, welcher ebenfalls die Blut-Hirn-Schranke nicht überwinden kann, wird die Umwandlung von L-Dopa in Dopamin außerhalb des Gehirns inhibiert, so dass es zu weniger Nebenwirkungen kommt. Die Dopaminagonisten, wie z.B. Cabergolin oder Ropinirol, stellen eine weitere Medikamentengruppe dar. Sie erhöhen nicht wie L-Dopa die Dopaminkonzentration, sondern wirken an den Rezeptoren agonistisch. Ein weiterer Angriffspunkt ist die Abbauhemmung des verminderten endogenen Dopamins, z.B. durch Monoaminoxidase-Inhibitoren (MAO-I). Diese Enzyminhibitoren, z.B. Selegilin oder

Rasagilin, hemmen spezifisch die Monoaminoxidase B und erhöhen somit die endogene Dopaminkonzentration. Sowohl Dopamin, als auch L-Dopa werden außerdem von dem Enzym Catechol-O-Methyl-Transferase (COMT) abgebaut, so dass eine Kombinationstherapie aus L-Dopa und einem COMT-Inhibitor die Dopaminkonzentration erhöhen kann. Der für die Erkrankung charakteristische Mangel an Dopamin führt zu einem relativen Überschuss der Neurotransmitter Acetylcholin und Glutamat, so dass mit Hilfe von Anticholinergica, z.B. Biperiden, und Glutamatantagonisten, z.B. Amantadin, diesem Ungleichgewicht entgegengewirkt werden kann. Die Erkrankung ist zwar nicht heilbar, allerdings lässt sich ihr Verlauf durch eine individuell angepasste Therapie günstig beeinflussen, so dass die Mortalität der Parkinson-Patienten in etwa der der Normalbevölkerung entspricht (Chan, 2003).

1.1.4b Tiefenhirnstimulation

Eine noch recht neue, jedoch effektive Therapie bei Parkinson-Patienten mit fortgeschrittener Erkrankung, die unter starken, medikamentös induzierten Dyskinesien oder häufigen Off-Phasen, bzw. On/ Off-Fluktuationen leiden, ist die Tiefenhirnstimulation (engl.: Deep Brain Stimulation, DBS). Hierbei werden stereotaktische Elektroden in den Nucleus subthalamicus (STN) oder das interne Glied des Globus pallidus (GPi) implantiert (Peppe et al., 2004). Sie sind mit einem infraclaviculär implantierten Stimulator zur reversiblen und individuell anpassbaren elektrischen Stimulation verbunden. Den Ausgangspunkt für die Entwicklung der STN-DBS bildet das neuroanatomische Korrelat kortiko-subkortikaler Verbindungen der Basalganglien (Bergman et al., 1990). Der DBS des STN liegt als Wirkmechanismus modellhaft ein funktionelles Ausschalten des pathologisch überaktiven STN zugrunde, wodurch vermutlich physiologische Aktivitätsmuster innerhalb der Basalganglien generiert werden (Stefani et al., 2006). Im STN überwiegt der laterale Anteil, welcher von Fasern der motorischen Schleife durchlaufen wird. Zwei weitere, anatomisch kleinere Anteile führen Fasern der assoziativen und der limbischen Schleife (Parent and Hazrati, 1995a). Die Wirkungsweise der STN-DBS entspricht klinisch einer Hemmung der STN-Aktivität, vergleichbar einer reversiblen Läsion des STN (Benazzouz et al., 2000; Dostrovsky et al., 2002). Die STN-DBS bessert die motorischen Symptome der Parkinsonerkrankung in einem vergleichbaren Umfang, wie die Gabe von Levo-Dopa es vermag (Volkmann et al., 2001).

Die STN-DBS kann aufgrund der lokalen Wirkung als reversibles, seitenbezogenes und individuelles Läsionsmodell genutzt werden, um die bisherigen Theorien der motorischen, kognitiven und emotionalen Aspekte der Basalganglien zu testen. Durch das Ein- und Ausschalten der DBS kann der Tonus innerhalb der kortiko-subkortikalen Schleifensysteme spezifisch und individuell verändert werden. Die Auswirkung des Läsionseffektes zeigt sich deutlich nach dem Abschalten der Neurostimulatoren: Nach wenigen Minuten kommt es zu einer erheblichen Verschlechterung motorischer Funktionen, bis sich die bestehende Parkinson-Symptomatik vollständig abzeichnet. Wenn die DBS wieder eingeschaltet wird, setzt der Läsionseffekt erneut ein und die motorischen Symptome bessern sich. Dieses verdeutlicht den reversiblen Effekt der STN-DBS (Benabid et al., 2003). Eine Studie, welche die Lebensqualität von 156 Parkinson-Patienten (randomisiert in einen medikamentösen und einen operativen Therapiearm) untersuchte, zeigte eine Verbesserung der Lebensqualität bei den operierten Patienten im Vergleich zu den medikamentös behandelten Patienten um ca. 20% und eine Steigerung der motorischen Fähigkeiten sogar um 40% (Witt et al., 2006).

1.2 Neglect

1.2.1 Definition

Hemispatial Neglect, auch Hemiagnosia, Hemineglect, unilateraler Neglect, spatial Neglect oder Neglectsyndrom genannt, beschreibt die Vernachlässigung bzw. die Missachtung einer Seite des Aufmerksamkeitsbereiches. Der Neglect ist definiert als das Unvermögen der Orientierung, Antwort oder Reaktion auf einen Stimulus, welcher auf der kontralateralen Seite zur Hirnschädigung präsentiert wird und nicht primär durch Störung der Motorik und Sensorik bedingt sein darf (Heilman and Valenstein, 1979). Die Ursache hierfür liegt in der Verletzung einer Hirnhälfte, wobei in den meisten Fällen für einen langanhaltenden Neglect eine rechtshemisphärische Läsion mit einem Neglect des linksseitigen extrapersonellen Raums besteht (Hillis, 2006). Ein Patient mit einer Schädigung der rechten Hirnhälfte würde sich z.B. nur die rechte Gesichtshälfte rasieren, ausschließlich von der rechten Seite seines Tellers essen, oder seinen Pullover nur mit dem rechten Arm im Ärmel tragen. Ferner würde dieser Patient nicht auf linksseitige Schmerzreize reagieren und wäre nicht in der Lage, die linke Seite eines Buches zu lesen, als wenn diese Seite seines Aufmerksamkeitsbereiches nicht existieren würde. Dieses neuropsychologische Phänomen beschäftigt seit Jahren Neurologen, Psychologen, Neuroanatomen und andere Neurowissenschaftler und ist Gegenstand intensiver Forschung und Studien (Hillis, 2006).

1.2.2 Neglectformen

Der Neglect kann auf unterschiedliche Bereiche beschränkt sein und wird allgemein eher als heterogenes, denn als homogenes Geschehen beschrieben, z.B. ist es möglich, dass ein Patient die Nähe seines extrapersonellen Aufmerksamkeitsbereiches missachtet, während er alles in der Ferne liegende durchaus wahrnehmen kann (Hillis, 2006). Des Weiteren kann unterschieden werden zwischen einem Neglect, der die Aufmerksamkeit, bzw. die visuelle Wahrnehmung betrifft und einem hypokinetischen, der mit reduzierten Bewegungen zur kontralateralen Läsionsseite einhergeht (Coslett et al., 1990). Dieses Phänomen könnte sein neuroanatomisches Korrelat in dem ventralen und dorsalen Strom haben. Gestützt durch Läsionsstudien führten Leslie Ungerleider und Mortimer Mishkin die Unterscheidung zwischen zwei Verarbeitungsbahnen ein (Gattass et al., 1990). Allerdings ist diese Theorie umstritten und bedarf noch intensiverer Forschung, so dass im Folgenden nicht näher darauf eingegangen wird. Des Weiteren ist eine zweiteilige Klassifikation des Neglects möglich, nämlich die Unterscheidung in Betrachter- und Stimulus-zentrierten Neglect, wobei ersterer der weitaus häufigere ist (Caramazza and Hillis, 1990; Hillis and Caramazza, 1991; Hillis et al., 1998). Bei dem Betrachter-zentrierten Neglect entspricht die Mittellinie des Aufmerksamkeitsbereiches der Mittellinie des Gesichtsfeldes des Patienten bzw. genau der Hälfte seines Kopfes oder Körpers. So würde solch ein Patient bei einer rechtslateralen Läsion nicht auf Reize im Bereich seiner gesamten linken Körperhälfte reagieren (Hillis et al., 1998). Der Stimulus-zentrierte Neglect hat seine Mittellinie in dem Stimulus selbst, also vom Betrachter völlig unabhängig. Die rechte und linke Seite des Objektes entspricht zwar immer noch der Seitendefinition des Betrachters, allerdings ist die absolute Lage des Stimulus in Bezug auf die Person irrelevant. Im Folgenden wird allerdings ausschließlich der Betrachter-zentrierte Neglect behandelt, so dass auf die unterschiedlichen Formen hier nicht weiter eingegangen wird.

1.2.3 Repräsentation der Raumorientierung in den Hemisphären

Ein anhaltender Neglect wird weitaus häufiger bei einer Läsion der rechten Hemisphäre beobachtet, als bei einer linksseitigen Schädigung (Hillis, 2006). Diese Besonderheit, zumindest bei Rechtshändern, könnte ihren Ursprung in der jeweiligen Dominanz der Hemisphären haben, wobei die linke Seite die sprachdominante ist, während die rechte für die Raumorientierung verantwortlich zu sein scheint. Es existieren diverse Hypothesen, welche dieses Phänomen erklären, z.B. haben Studien gezeigt, dass die Neurone des rechten frontalen und parietalen Kortex die Raumorientierung sowohl des linken als auch des rechten Aufmerksamkeitsbereiches modulieren, bzw. für diese verantwortlich sind. Dahingegen sind die Neurone des linken frontalen und parietalen Kortex ausschließlich für die rechte Seite des Aufmerksamkeitsbereiches bestimmt (Heilman and Valenstein, 1979; Mesulam, 1981; Mesulam, 1999). Dieser Hypothese zufolge würde also eine rechtsseitige Läsion zu einem schweren unilateralen Neglect führen, weil nur noch die linksseitige Hemisphäre mit ihrer Orientierung zur rechten Seite vorhanden wäre. Hingegen wäre bei linksseitiger Läsion und intakter rechter Hemisphäre die Raumorientierung zu beiden Seiten noch vorhanden (Weintraub et al., 1996). Die zugrundeliegenden Funktionen sind also asymmetrisch im menschlichen Gehirn repräsentiert, d.h. vorherrschend in der rechten Hemisphäre (Mesulam, 1999). Der Neglect kann sowohl auf kortikalen Verletzungen, als auch auf einer Beeinträchtigung subkortikaler Nuclei der rechten Hemisphäre begründet sein. Diverse Studien konnten einen kontraläsionalen Neglect nachweisen, welcher, völlig unabhängig von gleichzeitig bestehenden kortikalen Läsionen, in direktem Zusammenhang mit einer Läsion der Basalganglien (Damasio et al., 1980; Healton et al., 1982; Vallar and Perani, 1986; Weiller et al., 1993; Kumral et al., 1999; Caplan et al., 1990; Chung et al., 2000; Damasio et al., 1980; Karnath et al., 2002; Kumral et al., 1999; Perani et al., 1987; Weiller et al., 1993) oder des Thalamus (Watson and Heilman, 1979; Waxman et al., 1986; Rafal and Posner, 1987; Chung et al., 1996; Karussis et al., 2000) stand. Das Putamen gilt als diejenige Struktur der Basalganglien, bezogen auf die rechte Hemisphäre, welche am häufigsten mit einem Neglect assoziiert ist (Karnath et al., 2002); zu geringeren Anteilen ist ebenfalls der Nucleus caudatus für dieses pathologische Verhalten verantwortlich (Caplan et al., 1990; Kumral et al., 1999). Betrachtet man den rechten Thalamus, sind die meisten Neglect-Syndrome auf eine Läsion des Pulvinar, ein im medialen Anteil des posterioren Thalamus liegendes Kerngebiet, zurückzuführen (Karnath et al., 2002), welches also maßgeblich an dem Prozess der Raumorientierung und Aufmerksamkeit beteiligt ist. Zusammenfassend kann man sagen, dass das Putamen, das Pulvinar und zu geringeren Anteilen der Nucleus caudatus diejenigen subkortikalen Strukturen darstellen, welche für die Orientierung verantwortlich sind und bei Läsion einen Neglect verursachen würden. Um die kortikale Anatomie noch genauer zu verstehen, ist es von großem Interesse, die kortikalen Verbindungen zu diesen subkortikalen Kerngebieten zu kennen: Das Putamen, das Pulvinar und der Nucleus caudatus haben direkte Verbindungen zu dem Gyrus temporalis superior (STG), so dass dieser eine zentrale Rolle in der Neglecttheorie zu spielen scheint (Karnath et al., 2001). Auf den rechten posterior parietalen Kortex, welcher bei

Schädigung ebenfalls eine Neglectsymptomatik bedingen kann, gehen Karnath et al. in dieser Arbeit nicht näher ein. Anatomische Studien an Affen haben folgende direkte Verbindungen zwischen dem STG und den subkortikalen Strukturen gezeigt: der rostrale und mittlere Teil des STG ist mit den rostroventralen und caudoventralen Anteilen des Putamen verbunden, während der caudale Teil des STG mehr nach dorsal in den caudalen Anteil des Putamen projiziert. Zusätzlich ist der rostrale und mittlere Teil des STG mit den ventralen Anteilen von Kopf, Körper und Schwanz des Nucleus caudatus verbunden, während der caudale Teil des STG mehr nach dorsal in den Kopf und Körper dieses Nucleus projiziert (Yeterian and Pandya, 1998). Hinsichtlich der Verbindung des Pulvinar mit dem STG sind die thalamo-kortikalen Axone als die wichtigsten in Bezug auf den Neglect zu nennen, weil sie von dem medialen Nucleus des Pulvinar auf den gesamten STG projizieren (Burton and Jones, 1976; Eidelberg and Galaburda, 1982). Zusammenfassend kann man sagen, dass das Putamen, der Nucleus caudatus und das Pulvinar der rechten Hemisphäre mit dem STG eine kortiko-subkortikale Einheit bilden, für die Raumorientierung verantwortlich sind und bei Schädigung einen Neglect bedingen. Fraglich ist jedoch, ob man die oben dargestellten Studienergebnisse auf die hier durchgeführte Studie deckungsgleich übertragen kann. Karnath et al. untersuchten ausschließlich schlaganfallbedingte Basalganglieninfarkte als Ursache eines Neglects und nicht, wie im Folgenden dargestellt, die STN-DBS und deren Stimulationsbedingungen. In Bezug auf subkortikale Läsionen (Hirninfarkte, Blutungen) ist es schwierig, deren Ausdehnung klar zu umschreiben und die Pathologie ausschließlich auf die Basalganglien zu beschränken. So grenzt z.B. einem minderperfundierten Areal die Penumbra an, ein der Infarktzone direkt benachbartes Gebiet, dessen Zellen nur temporär geschädigt sind und deren Durchblutungsstörung reversibel ist. Ebenfalls die Diaschisis, also funktionelle Veränderungen in den dem Insult angrenzenden Areal oder dessen Projektionsgebiet, erschwert die genaue Lokalisation des Infarktkernes. Mit Hilfe der Positronen-Emissions-Tomographie (PET), Single-Photon-Emissions-Computertomografie (SPECT) oder MR-perfusionsgewichteten Bildern können zwar alle läsionsspezifischen metabolischen Störungen und die kortikale Hypoperfusion dargestellt werden, jedoch nicht der eigentlichen Infarktkern genau kartiert werden (Shih et al., 2006). Im Gegensatz dazu stellt die STN-DBS ein sehr spezifisches und genau lokalisiertes Verfahren dar, um den Tonus der Basalganglienschliefe reversibel und seitenbezogen zu untersuchen. Somit schließt sich die Frage an, ob eine Hypoperfusion und eine STN-DBS als Ausgangssituation die gleichen Resultate bzgl. eines Neglects liefern.

1.3 Sakkaden

Sakkaden sind konjugierte, schnelle Augenbewegungen, durch welche die Fovea centralis ruckartig auf visuelle Ziele gerichtet wird. Man unterscheidet verschiedene Arten von Sakkaden: reflektorische Sakkaden entstehen, wenn plötzlich ein Objekt im Gesichtsfeld auftritt, oder auditorische oder somatosensible Impulse wahrgenommen werden (Pierrot-Deseilligny et al., 1995). Hingegen sind willkürliche Sakkaden Ausdruck zielgerichteten Handelns. Die Foveae beider Augen werden hierbei willentlich auf ein Ziel, z.B. einen visuellen Stimulus im peripheren Gesichtsfeld (willkürliche visuell-geführte Sakkaden) oder auf die erwartete Position eines Ziels (prädiktive Sakkaden) ausgerichtet (Gaymard et al., 1998). Gedächtnissakkaden sind willkürliche Sakkaden zur erinnerten Position eines zuvor im peripheren Gesichtsfeld wahrgenommenen, aber nicht mehr präsenten Stimulus. Demgegenüber sind spontane Sakkaden nicht zielgerichtet und treten sowohl mit anderen motorischen Aktivitäten zusammen, z.B. beim Sprechen, als auch in absoluter Dunkelheit auf. Die Geschwindigkeit einer Sakkade wird in Winkelgrad pro Sekunde (°/s) angegeben, wobei zur besseren Beurteilung die Maximalgeschwindigkeit *peak velocity* verwendet wird, welche nicht willkürlich gesteuert werden kann (Becker et al., 1991). Die Sakkaden von Gesunden erreichen Spitzengeschwindigkeiten von 100-600°/s (Heide and Kömpf, 1998). Zwischen der Geschwindigkeit einer Sakkade und ihrer Amplitude besteht eine ganz charakteristische Beziehung: Je größer die Amplitude, desto höher ist die Geschwindigkeit, wobei sich jedoch die Maximalgeschwindigkeit mit steigender Amplitude einem Sättigungswert nähert, so dass ein asymptotisches Verhältnis entsteht, welches als „main sequence" bezeichnet wird (Bahill et al., 1975).

Dieser Zusammenhang ist in **Abbildung 1** dargestellt.

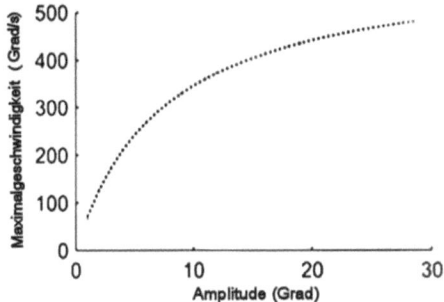

Abbildung 1: Amplitude und Geschwindigkeit von Sakkaden, Zusammenhang zwischen der Amplitude (°) und der Maximalgeschwindigkeit (°/s) von Sakkaden. Je größer die Amplitude, desto höher die Geschwindigkeit (main sequence) mit Annäherung an einen Sättigungswert. (Quelle: modifiziert nach H.-O. Karnath, P. Thier: Neuropsychologie, 2. Auflage, Springer-Verlag).

Ebenfalls abhängig von der Größe der Amplitude ist die Dauer der Sakkade, welche zwischen 30 und 120 ms (Heide and Kömpf, 1998) liegt und in einem annähernd linearen Verhältnis zur Amplitude steht (Ramat et al., 1999).

1.3.1 Kortiko-subkortikale Kontrolle von Sakkaden

Eine der wichtigsten Strukturen im Hirnstamm für die Sakkadengenerierung sind die Colliculi superiores (CS). Diese sind einerseits über exzitatorische Bahnen mit den präsakkadischen Long-Lead-Burst-Neuronen (LLBN) (Fuchs et al., 1985) in der paramedianen pontinen retikulären Formation (PPRF), andererseits über mono- und disynaptische Bahnen mit dem Gebiet des rostralen interstitiellen Kerns des medialen Längsbündels (riMLF) verbunden (Nakao et al., 1990). Die PPRF und der riMLF sind die Regionen der Sakkadengenerierung, wobei die PPRF für horizontale und der riMLF für vertikale Sakkaden verantwortlich ist (Horn und Büttner-Ennever, 1998). In diesen beiden Strukturen liegen die Short-Lead-Burst-Neurone (SLBN), welche durch die LLBNs aktiviert werden und ca. 10 ms vor Sakkadenbeginn aktiv sind (Keller, 1974). Diese geschwindigkeitskodierenden Neurone unterscheiden sich in exzitatorische (EBN) und inhibitorische Burst-Neurone (IBN). EBNs in der PPRF erregen ipsilateral die Abducensneurone, IBNs projizieren zu kontralateralen Abducensneuronen, welche

1. Einleitung

dadurch gehemmt werden, so dass aus einer Aktivierung der SLBN eine konjugierte Augenbewegung resultiert (Van Horn et al., 2008). Es existieren drei kortikale Strukturen, welche durch direkte Projektion zu den CS Sakkaden triggern können (Heide and Kömpf, 1998): das frontale Augenfeld (FEF), lokalisiert im mittleren Teil des Sulcus praecentralis und im benachbarten Gyrus praecentralis (Paus et al., 1996), das parietale Augenfeld (PEF), gelegen im hinteren Teil des Sulcus intraparietalis (Muri et al., 1996), und das supplementäre Augenfeld (SEF), welches Teil der supplementär-motorischen Area ist und im dorso-medialen Anteil des Gyrus frontalis superior liegt (Petit et al., 1996). Das FEF ist die wichtigste Struktur für die Auslösung von Willkürsakkaden, da es direkt zu den supranukleären Blickzentren PPRF und riMLF im Hirnstamm projiziert. Die Basalganglienschleife, insbesondere der Nucleus caudatus und die Substantia nigra pars reticulata, inhibiert indirekt über das FEF und den dorsolateralen präfrontalen Cortex (dlPFC) willkürliche Sakkaden (Heide and Kömpf, 1998). Folglich würde eine Läsion der inhibitorischen Basalganglienschleife zu einer Disinhibition visueller Reflexsakkaden, also zu einer verstärkten Ablenkbarkeit des Blickes (Distraktibilität) führen.

1.4 Die Rolle des STN bei der emotionalen Prozessverarbeitung

Einige Parkinson-Patienten sind nach Implantation der Elektroden in den STN durch eine Veränderung des Verhaltens und der Stimmungslage aufgefallen, so dass vermutet werden kann, dass die hochfrequente Stimulation des STN mit einer Modifikation der emotionalen Informationsverarbeitung einhergeht (Brücke et al., 2007). Brücke et al. untersuchten die neuronale Aktivität des STN beim Betrachten von neutralen und emotionsgeladenen Bildern, alle aus dem *International Affective Picture System* (IAPS) (s.u.) stammend, um die Rolle des STN bei der emotionalen Prozessverarbeitung darzustellen. Dabei wurde ein signifikanter Zusammenhang zwischen einer Desynchronisation der STN Alphaaktivität und einem positiv bewerteten Stimulus festgestellt (Brücke et al., 2007). Des Weiteren existiert eine Studie von Biseul et al., 2005, in welcher sich drei Personengruppen – eine Patientengruppe vor und eine nach STN-DBS und eine gesunde Kontrollgruppe - Bilder von Gesichtern ansehen und bewerten sollten. Diese sog. *emotional facial expressions* (EFE) wurden hinsichtlich sieben Basisemotionen (Glück, Traurigkeit, Angst, Wut, Abscheu, Überraschung und keine Emotion) klassifiziert. Hierbei zeigte sich eine signifikante Reduktion bzgl. der Angstwahrnehmung bei der Interpretation der Gesichter in der postoperativen Gruppe (Biseul et al., 2005). Somit kann von einem Zusammenhang zwischen der STN-DBS und der emotionalen Verarbeitung ausgegangen werden (Dujardin et al., 2004b).

1.5 Zielsetzung

Die primäre Zielsetzung dieser Studie ist die Untersuchung der Aufmerksamkeitsverteilung und Orientierung im Raum. Die Ergebnisse sollen klären, ob der STN an dem o.g. Netzwerk, welches die Raumorientierung aufrechterhält, beteiligt ist. Als Nebenaspekt wird die Auswirkung der unilateralen STN Stimulation auf die Prozessierung und Bewertung emotionaler Stimuli untersucht.

1.6 Hypothesen

Die vorliegende Studie untersucht daher folgende Hypothesen:

(1) Die vorliegende Studie greift die Frage auf, ob eine gezielte Manipulation mittels STN-DBS innerhalb der Basalganglienschleifen zu einer Neglect-Symptomatik führen kann. Dabei werden folgende Hypothesen aufgestellt: Die Stimulationsbedingungen (rechts On/ links On) und (rechts On/ links Off) bedingen keine Asymmetrie hinsichtlich der Raumorientierung. Lediglich die Stimulationsbedingung (rechts Off/ links On) führt zu einer Vernachlässigung des linken extrapersonellen Raumes. Eine Bestätigung dieser Hypothesen ließe den Schluss zu, dass der STN und somit der indirekte Weg der kortiko-subkortikalen Schleifen eine funktionelle Verbindung zu dem Referenzsystem der Raumorientierung hat.

(2) Bei der Analyse der Sakkaden wurde zu den Stimulationsbedingungen (rechts On/ links On), (rechts On/ links Off) und (rechts Off/ links On), jeweils seitengetrennt, die Anzahl, die Dauer und die Geschwindigkeit der Sakkaden gemessen. Entsprechend vorausgegangener Studien würde eine unilaterale STN-Stimulation zu hypometrischen Sakkaden – ipsilateral zur Seite der jeweiligen STN-Stimulation - führen (Sauleau et al., 2008), also möglicherweise ebenfalls zu einer Reduktion der Anzahl, Dauer und Geschwindigkeit, während hingegen Sakkaden zur kontralateralen Seite der Stimulation weitestgehend unbeeinflusst blieben. Einschränkend muss bei dieser Hypothese berücksichtigt werden, dass in der vorliegenden Arbeit Sakkaden nicht in einem Sakkadenparadigma (Messung von unwillkürlichen, willkürlichen und Memorysakkaden) untersucht, sondern indirekt durch die Analyse „spontaner Sakkaden" beim Betrachten eines Bildes ausgewertet wurden.

(3) Die unter (1) aufgeführten Überlegungen zur Neglectsymptomatik (keine Asymmetrie bzgl. der Raumorientierung bei den Stimulationsbedingungen (rechts On/ links On) und (rechts On/ links Off), sondern lediglich ein linksseitiger Neglect bei der Stimulationsbedingung (rechts Off/ links On)) müssten sich auch im motorischen System zeigen; um diese Hypothese zu prüfen nutzte die vorliegende Studie den Shakashita-Test (s.u.). Anhand der hierbei gemessenen Reaktionszeiten konnte auf die Aufmerksamkeitsverteilung im Raum geschlossen werden: je länger die Reaktionszeit, desto geringer die Aufmerksamkeit in diesem Areal.

(4) In der vorliegenden Studie wurde neben der Fähigkeit zur Raumorientierung als Nebenaspekt ebenfalls das emotionale Erleben untersucht. Die Patienten hatten die Aufgabe, jedes gesehene Bild mit einer Bewertungsziffer von eins bis neun auf der SAM-*arousal*-Skala (s.u.) zu bewerten. Da der STN durch seine Verbindung mit der limbischen Schleife in Zusammenhang mit dem emotionalen Erleben steht (Kühn et al., 2005), ist davon auszugehen, dass bei nur einseitiger Stimulation (re On/ li Off) und (re Off/ li On) die Bilder als neutraler oder gar langweiliger, im Vergleich zur Stimulation (re On/ li On), bewertet werden.

2. Material und Methoden

2.1 Patienten

Alle Parkinson-Patienten wurden aus dem stationären oder dem ambulanten Bereich der Klinik für Neurologie des Universitätsklinikums Schleswig-Holstein, Campus Kiel, ausgewählt und zählten zu den Patienten mit STN-DBS. Insgesamt nahmen 15 Patienten (w = 4/ m =11; mittleres Alter 62,13 ± 8,6 Jahre), die durchschnittlich 15,9 ± 5,8 Jahre an einem Morbus Parkinson litten, an der Studie teil. Die ausgewählten Patienten erfüllten alle die Brain-Bank-Kriterien für Morbus Parkinson (Hughes et al., 1992), das heißt mindestens zwei der Hauptsymptome Bradykinese, Tremor, Rigor und Haltungsinstabilität, und zeigten ein L-Dopa-positives asymmetrisches, akinetisches Syndrom, also einen Hemiparkinsonismus. Die Stadien nach Hoehn & Yahr (siehe Tabelle 3) lagen bei 1-3, die Unified Parkinson`s Disease Rating Scale (UPDRS) Teil III (Motorik) (siehe Tabelle 2) ergab einen Mittelwert ± Standardabweichung (SD) von 26,33 ± 6,19 Punkten. Alle Patienten wurden mindestens 24 Stunden vor Beginn der Studie über dieselbe und den Testumfang aufgeklärt und gaben ihr schriftliches Einverständnis, an den Untersuchungen teilzunehmen. (Die Einverständniserklärung ist im Anhang aufgeführt, VIII.1). Jeder Teilnehmer hatte das Recht, die Studie jederzeit abzubrechen, ohne dass ihm/ihr oder den Angehörigen ein Nachteil entstehen würde. Die Studie wurde von der Ethik-Kommission der CAU Campus Kiel begutachtet und als unbedenklich eingeschätzt (AZ A136/01).

2.1.1 Deep Brain Stimulation (DBS)

Der Effekt der DBS des STN auf die motorischen Kardinalsymptome bei Patienten mit Morbus Parkinson ist mit dem der L-Dopa-Therapie vergleichbar (Herzog et al., 2009). Vorteilhaft ist jedoch, dass dopaminerg induzierte Therapieprobleme reduziert werden können.

Die Parkinson-Patienten der vorliegenden Studie zählten alle zu den Patienten mit STN-DBS, wobei die Zeitspanne zwischen Operation und Testung zwischen 6 und 100 (31,47 ± 26,05) Monaten lag. Jeder Patient wies im Gehirn zwei aktive Kontakte in den Ncll. subthalamici auf (K1 rechtshirnig für die linke Körperhälfte und K2 linkshirnig für die rechte Körperhälfte). Dabei waren die Kontakte selbst immer negativ und wurden gegen ein positives Gehäuse abgeleitet. **Abbildung 2** zeigt die

Anordnung der Elektroden in den Ncll. subthalamici und **Tabelle 1** die genauen Daten zur Lage der Kontakte. Bis zur Einführung der Computertomographie zu Beginn der 70er Jahre war es nicht möglich, das Gehirn beim Lebenden direkt zu visualisieren. Daher etablierte man hilfsweise dreidimensionale Referenzsysteme, die das Gehirn indirekt parzellierten. So wurden zentral gelegene Hirnstrukturen über Kontrastdarstellung des III. Ventrikels sichtbar gemacht und mit Hilfe des kommissuralen Referenzsystems ihrer jeweiligen Lage zugeordnet, indem der Abstand von der AC-PC (anteriore Commissur - posteriore Commissur) - Linie gemessen wurde und so die Übertragung in den standardisierten Raum stattfand. Stereotaktische Atlanten enthalten nicht nur Abbildungen von makro- und mikroskopischen Serienschnitten, sondern zusätzlich ein Koordinatensystem als Referenz. Der Mittelpunkt der sagittal ausgerichteten AC-PC-Linie stellt den Nullpunkt und somit den Ausgangspunkt der einzelnen Achsen, sowie der zu bestimmenden Werte dar. Die drei Achsen sind in Relation zur AC-PC-Linie angegeben, wobei die y-Achse der AC-PC-Linie entspricht und die anterior – posterioren Abstände misst. Die x-Achse steht senkrecht zur sagittalen AC-PC-Linie und gibt die Distanz nach lateral an, während die z-Achse in der Koronalebene liegt (Nowinski, 2008).

2. Material und Methoden

Tabelle 1: Koordinaten zur Elektrodenlage der Patienten mit STN-DBS

Name des Patienten	K1	X	Y	Z	K2	X	Y	Z	Farbe
H.R. (m)	2	15	-3,1	-3,8	5	10,1	-3,6	-4,6	braun
J.S. (m)	1	10,6	-4,5	-3,4	5	10,5	-3	-4,2	rosa
E.R. (w)	2	9,7	1,9	-1,9	5	9,6	1	-3,4	orange
D.M. (m)	1	12,5	-3,8	-1,8	4	11,6	-4,2	-5,7	grün
W.G. (m)	0	11,2	-2,7	-5,8	4	11,3	-2,6	-5,8	blau
F.S. (m)	2	12,9	-0,7	-1,7	5	12,6	-3,2	-4,1	gelb
H.K. (m)	2	11,6	-3,3	-3,1	5	10,9	-3,9	-3,4	violett
R.F. (m)	1	10,5	-2,1	-2,1	5	12,7	-3	-6,2	hellgrün
H.K. (m)	2	12,4	1,9	-4,5	5	11	-1,2	-6,6	grau
I.P. (w)	1	11,9	0,6	-6,2	1	11,9	0,6	-6,2	schwarz
B.H. (m)	1	11,3	-2,7	-7,1	5	11,7	-2,9	-7	dunkelviolett
H.H. (m)	1	11,1	-2,1	-4,7	5	11,6	-1,2	-4,9	türkis
V.L. (m)	1	11,1	-3,5	-4,7	5	13,2	-2,4	-1,6	hellblau
R.M. (w)	1	12,6	-1,8	-4,4	5	-11	-1,7	-6	hellrosa
A.B. (w)	1	11,4	-2,2	-5,8	5	-11	-1,3	-4,6	dunkelrot

Darstellung der Koordinaten zur dreidimensionalen Lage der beiden Elektroden. Kontakt 1 (K1) im rechten Nucl. subthalamicus für die linke Körperhälfte; Kontakt 2 (K2) im linken Nucl. subthalamicus für die rechte Körperhälfte. Die angegebene Farbe bezieht sich auf die dazugehörige **Abbildung 2**.

2. Material und Methoden

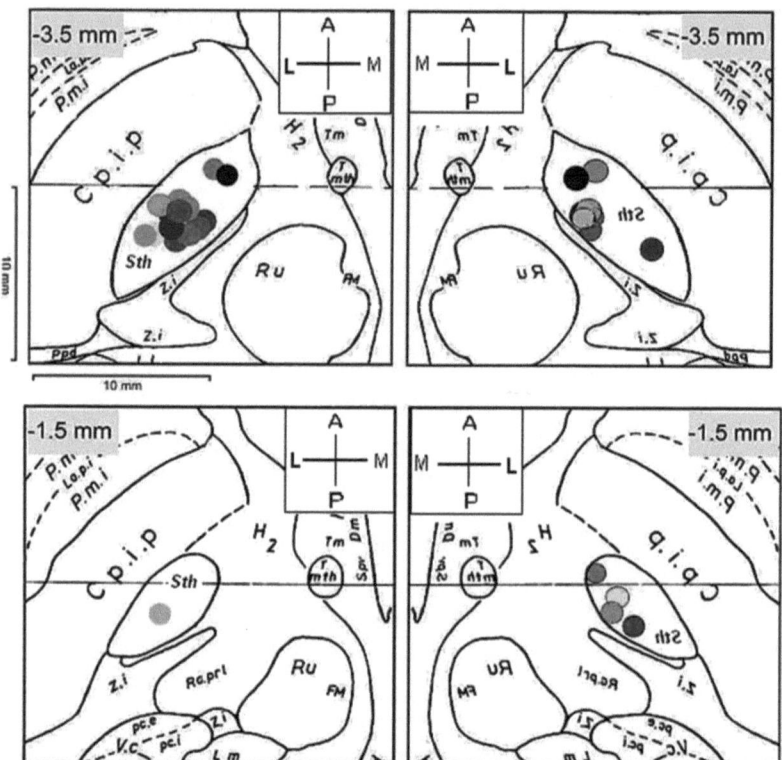

Abbildung 2: Elektrodenlage im Nucl. subthalamicus der rechten und linken Hirnhälfte, Darstellung der Elektrodenlage im Nucl. subthalamicus der rechten und linken Hirnhälfte (Schaltenbrandt & Wahren Atlas). -3,5 mm und -1,5 mm beziehen sich auf die dreidimensionale Lage, also die horizontale Schnittebene des Gehirns. Die den Farben zugeordneten Patienten und Elektrodendaten sind in **Tabelle 1** aufgeführt. Die sagittale, mittige Linie stellt jeweils die AC-PC (anteriore Commissur – posteriore Commissur) – Linie dar, an welcher sich die x-, y- und z-Koordinaten orientieren (A = anterior, M = medial, P = posterior, L = Lateral). Abk.: Cp.i.p. = Capsula interna fasciculus lenticularis; Ra. Pr1 = preliminiscal radiation; Ru = Nucleus ruber; Sth = Nucleus subthalamicus; V.c. = Nucleus ventrocaudalis; z.i. = zona incerta

2. Material und Methoden

2.2. Methoden

2.2.1. Unified Parkinson´s Disease Rating Scale (UPDRS)

Hierbei handelt es sich um eine multidimensionale Fremdbeurteilungsskala zur Einstufung des Schweregrades des klinischen Befundes bei Parkinson-Patienten, wobei Validität und Reliabilität als ausreichend bzw. befriedigend gelten (Patrick et al., 2001). Neben den motorischen Leitsymptomen werden Parkinson-Beschwerden wie Demenz, Psychosen, Depressionen, vegetative Störungen, einschließlich der Komplikationen im Alltagsleben und im Rahmen der Therapie berücksichtigt. Die verwendete Fassung der UPDRS-Skala (Version 3.0, 1991) enthält 42 Items, die in 4 Subklassen (I-IV) gegliedert sind. Anhand einer Anamnese und einer klinischen Untersuchung wird jedes Item mittels einer vierstufigen Skala beurteilt. Da ein Maß für die motorischen Änderungen bei dieser Studie nützlich ist, wurde die UPDRS Teil III (motorische Skala) genutzt.

Des Weiteren wurde eine zusätzliche Unterteilung der UPDRS vorgenommen. Die Items mit Seitendifferenz wurden jeweils für die rechte (UPDRS III Rechts; rechte Körperhälfte) und linke Seite (UPDRS III Links; linke Körperhälfte) gesondert untersucht (Pinter et al., 1992; Van Hilten et al., 1993). Außerdem erfolgte noch eine Unterteilung der UPDRS III in einen Axial-, Tremor-, Rigor- Akinese-, Bradykinese- und posturale Stabilität-Score. **Tabelle 2** zeigt die Unterteilung des in dieser Studie angewandten UPDRS-III-Motorscore. (Der vollständige Test ist im Anhang aufgeführt, VIII.3).

---

2. Material und Methoden

Tabelle 2: UPDRS-III-Motor-Score

Rechts	Rechte Teilkomponenten der Items 20 bis 26 (max. 36 Punkte)
Links	Linke Teilkomponenten der Items 20 bis 26 (max. 36 Punkte)
Axial	Items 18, 19, 27, 28, 29, 30, 31 und Teilkomponenten des Kopfes Item 20, 22 (max. 36 Punkte)
Tremor	Item 20, 21 (max. 28 Punkte)
Rigor	Item 22 (max. 20 Punkte)
Akinese	Item 19, 23, 24, 25, 26 (max. 36 Punkte)
Bradykinese	Item 31 (max. 4 Punkte)
Posturale Stabilität	Item 27, 28, 29, 30 (max. 16 Punkte)

Die Unified Parkinson's Disease Rating Scale (UPDRS) Teil III (Motorik) ist ein Test zur Einstufung des klinischen-motorischen Befundes bei Parkinson-Patienten. Der vollständige Test ist im Anhang zu finden (VIII.3).

2.2.2 Hoehn & Yahr-Skala

Bei der Hoehn & Yahr-Skala handelt es sich um einen Standardscore in der klinischen Routine, mit dessen Hilfe kurz und prägnant die Parkinsonsymptomatik in Stadien eingeteilt werden kann, um so die Schwere besser beurteilen zu können. **Tabelle 3** zeigt die klinisch definierten Stadien der Hoehn & Yahr Skala.

Tabelle 3: Hoehn & Yahr-Skala

Stadium 0	Keine Anzeichen der Erkrankung
Stadium 1	Unilaterale Erkrankung
Stadium 2	Beidseitige Erkrankung ohne Beeinträchtigung des Gleichgewichts
Stadium 2,5	Leichte beidseitige Erkrankung ohne posturale Störungen
Stadium 3	Leichte bis mäßige beidseitige Erkrankung
Stadium 4	Schwere Behinderung
Stadium 5	Ohne Hilfe auf den Rollstuhl angewiesen oder bettlägerig
Die Hoehn & Yahr Skala ist ein Standardscore, um die Schwere der Parkinson-Erkrankung kurz und prägnant klassifizieren zu können.	

2.2.3 Mini-Mental-Status-Test (MMST)

Der Mini-Mental-Status-Test (MMST) wurde 1975 von Folstein et al. entwickelt und stellt ein für den klinischen Alltag geeignetes Screening-Verfahren dar, um kognitive Defizite feststellen zu können. Der Test wird als Interview mit dem Patienten durchgeführt und umfasst neun Aufgabenkomplexe, welche zentrale kognitive Funktionen überprüfen (zeitliche und räumliche Orientierung, Merk- und Erinnerungsfähigkeit, Aufmerksamkeit, Sprache und Sprachverständnis, außerdem Lesen, Schreiben, Zeichnen und Rechnen). Für jede erfolgreich gelöste Aufgabe bekommt der Patient einen Punkt, welche nach Beendigung des Tests addiert werden. Die Skala reicht von 0 bis 30 Punkten, wobei 30 für uneingeschränkte und 0 für schwerstmöglich geschädigte, kognitive Funktionen steht. (Der vollständige Test ist im Anhang aufgeführt, VIII.2).

2.2.4 Levodopa Äquivalenzdosis

Die Medikation der Parkinson-Patienten wird zur besseren Vergleichbarkeit als Levodopa Äquivalenzdosis angegeben. Diese spiegelt die dopaminerge Stimulation in Bezug auf die Substanz Levodopa wider (Wenzelburger et al., 2002) und wurde anhand der aktuellen täglichen Medikation für jeden Patienten errechnet. Die **Tabelle**

4 zeigt die Umrechnung der einzelnen Medikamente auf die L-Dopa-Äquivalenzdosis.

Tabelle 4: Berechnung der Levodopa Äquivalenzdosis	
Parkinson-Medikation (mg)	Umrechnungsfaktor
Dihydroergocryptin	x 5
Bromocriptin und Apomorphin	x 10
Ropinirol	x 20
Lisurid, Pergolid, Pramipexol und Cabergolin	x 100
Levodopa mit Decarboxylaseinhibitor	x 0,7
Levodopa mit Decarboxylase und COMT Inhibitor	x 1,3
Zur besseren Vergleichbarkeit der Parkinson-Medikation wird die L-Dopa Äquivalenzdosis herangezogen. Die jeweilige Medikation, multipliziert mit dem entsprechenden Umrechnungsfaktor, spiegelt die dopaminerge Stimulation in Bezug auf die Substanz L-Dopa wider.	

2.2.5 Visus-Test

Über das Sehvermögen jedes Teilnehmers gab der durchgeführte Visus-Test Auskunft, so dass eventuelle Fehler oder verfälschte Testergebnisse aufgrund eines mangelnden Visus ausgeschlossen werden konnten. Der Test wurde mit Hilfe einer mit Buchstaben bedruckten Karte durchgeführt, auf welcher die Sehfähigkeit anhand der kleinsten, zuletzt erkannten Buchstabenreihe, in Prozent (%) direkt abgelesen werden konnte. **Abbildung 3** zeigt solch eine Visuskarte. Es wurde nur der, für diese Studie wichtige, Nahvisus bestimmt, indem die Visuskarte ca. 40 cm vom Patienten entfernt gehalten wurde und beide Augen separat getestet wurden.

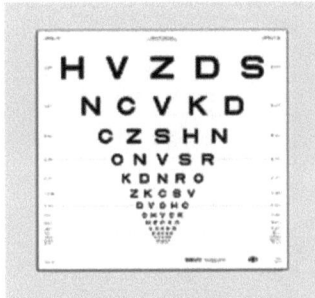

Abbildung 3: **Visuskarte**, Mit Buchstaben bedruckte Visuskarte zum Ermitteln des Nahvisus in ca. 40 cm Entfernung vom Auge des Patienten. Die Sehfähigkeit ist in Prozent (%) angegeben und kann direkt auf der Karte abgelesen werden.

Alle Patienten wurden in einem abgedunkelten Raum getestet. Sie saßen vor einem Bildschirm (21", mit den Maßen: Breite: 43 cm, Höhe: 33 cm, Diagonale: 53,3 cm), auf welchem die einzelnen Aufgabenteile präsentiert wurden. Zusätzlich zum 10 cm hohen, monitoreigenen Fuß, stand der Bildschirm auf einem 10 cm hohen Sockel, so dass die Entfernung zwischen Tisch und unterem Bildrand 20 cm betrug und auf diese Art und Weise dem Patienten ein angenehmes Geradeausblicken möglich war. Die Augenbewegungen der Patienten wurden mit Hilfe des Eye-trackers „*iView X™ Hi-Speed*" der Firma *SensoMotoric Instruments* (SMI) (SensoMotoric Instruments GmbH, Teltow (Deutschland), Boston (USA)) aufgezeichnet. Dazu wurde das Kinn in eine dafür vorgesehene, höhenverstellbare Halterung gelegt und die Stirn an eine passend-geformte Aussparung gelehnt, so dass gewährleistet war, dass der Kopf der Patienten während des gesamten Versuchs in genau dieser Position gehalten wurde. Dieser Versuchsaufbau ist in den **Abbildungen 4a** und **4b** gezeigt.

2. Material und Methoden

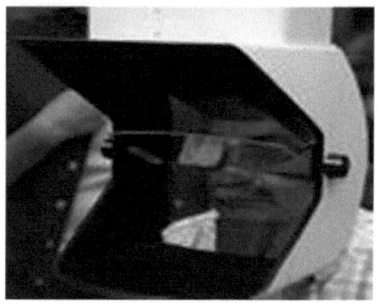 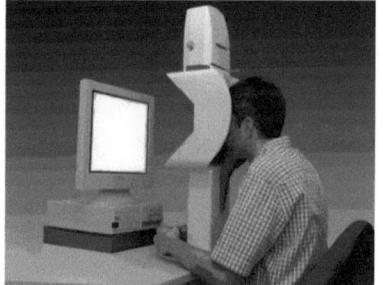

Abb.: 4a   Abb.: 4b

Abbildung 4a und 4b: Eye-tracking, Die Abbildungen zeigen Probanden bei der Nutzung des Eye-trackers. In **Abb.: 4a** ist die richtige Kopfposition samt Kopf- und Kinnhalter und in **Abb.: 4b** die komplette Versuchsanordnung inkl. Bildschirm dargestellt. (Die Abbildungen stammen von der Homepage der Firma SensoMotoric Instruments, SMI).

Die Entfernung zwischen den Augen des Patienten und der Mitte des Bildschirms betrug 87 cm, so dass der komplette Monitor, also von der äußersten rechten bis zur äußersten linken Seite unter einem 27,64°-Winkel betrachtet wurde. An der Innenseite des Eye-trackers befand sich die Kamera, welche die Augenbewegungen des linken Auges darstellen und aufzeichnen konnte. Zuvor musste die Kamera das Auge des Patienten jedoch erkennen, was von der Brennweite der Linse, der Größe der Lochblende und der Kopfposition des Patienten abhängig war. Erst wenn die Pupille durch einen Kreis umrahmt und jeweils ein Kreuz auf dem Pupillen- und Kornealreflex zu sehen war, konnte die Kalibrierung beginnen. Hierbei erschienen auf dem Bildschirm, zuerst in den äußersten vier Bildschirmecken und dann auf dem Bildschirm verteilt, nacheinander neun, ca. 5 mm x 5 mm große, runde Signale, welche der Patient fixieren sollte. Auf diese Art und Weise wurde die Kamera kalibriert und das Zusammenspiel zwischen Blickposition und Aufnahme durch die Kamera festgelegt. Bei dem Gerät handelte es sich um das Produkt „*iView X™ Hi-Speed*" der Firma *SensoMotoric Instruments* (SMI), welches sich durch eine hohe Auflösung (1250 Hz), geringe Latenzzeiten (< 0,5 ms) und eine hohe Messgenauigkeit (0,25° - 0,5°) auszeichnet. Somit konnten sogar Winkelgeschwindigkeiten, Beschleunigungen und Sakkaden gemessen werden.

2. Material und Methoden

Den Patienten gegenüber, am anderen Ende des 160 cm langen Tisches, saß der Versuchsleiter, ebenfalls vor einem Bildschirm. Auf diesem konnte er das durch die Kamera übertragene Auge des Patienten, sowie seine Augenbewegungen sehen und diese entsprechend aufzeichnen. Das hierfür verwendete Programm, *Iview*, stammte ebenfalls von der Firma *SensoMotoric Instruments* und konnte die von der Kamera übermittelten Augenbewegungen des Patienten darstellen und aufzeichnen.

2.2.6.1 Bildmaterial

Den Patienten wurden dreimal 21 Bilder präsentiert, die zu zwei Dritteln aus dem *International Affective Picture System* (IAPS) (s.u.) (Peter J. Lang, Margaret M. Bradley & Bruce N. Cuthbert, NIMH Center for the study of Emotion & Attention, University of Florida, 2005) ausgewählt wurden. Diejenigen Bilder, welche nicht dem IAPS entstammten, zeigten bearbeitete Landschaftsbilder, welche an einer in der Mitte liegenden, gedachten, vertikalen Achse gespiegelt waren. Das Verhältnis, Landschaftsbilder : IAPS betrug 7:14. Die **Abbildungen 5a** und **5b** zeigen ein Bild aus dem IAPS und ein gespiegeltes Landschaftsbild.

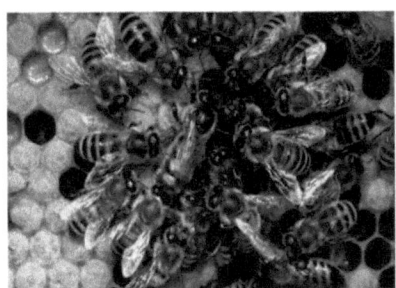
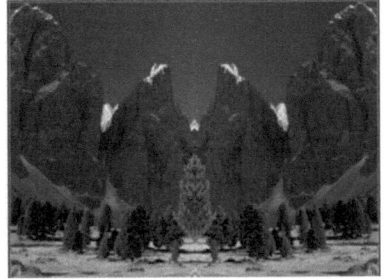

Abb.: 5a   Abb.: 5b

Abbildung 5a und 5b: Bildmaterial, Abb. 5a: In der Studie wurden Bilder aus dem *International Affective Picture System* (IAPS) gezeigt. Aus urheberrechtlichen Gründen ist hier allerdings nur ein vergleichbares Bild dargestellt (Quelle: Bienenzuchtverein Kärnten); **Abb. 5b**: An einer vertikalen Achse gespiegeltes Landschaftsbild.

2.2.6.1a International Affective Picture System (IAPS)

Das *International Affective Picture System* (IAPS) ist eine weltweit genutzte Fotoserie zur Provokation von Emotionen im experimentellen Kontext. Das Ziel des IAPS ist es, Bildmaterial, welches in verschiedenen Studien verwendet wird, vergleichbar zu gestalten. Somit erlaubt es eine bessere Kontrolle in Bezug auf die Auswertung emotionaler Stimuli, weil einzelne Studien, z.B. nur unter einer anderen Fragestellung aber mit denselben Bildern durchgeführt werden können, und auf diese Art und Weise ein evtl. Unsicherheitsfaktor ausgeschaltet wird. Aus diesen Gründen wird das Bildmaterial ebenfalls vermehrt in psychologischen Studien verwendet, welche sich primär mit emotionalen Reaktionen befassen. Das Bildmaterial umfasst eine thematisch breit gestreute, international anwendbare und verschiedenste Emotionen hervorrufende Galerie von Farbfotografien. Um Vergleichbarkeit herzustellen, wurden die Bilder hinsichtlich ihrer hervorrufenden Emotionen kategorisiert, wozu drei verschiedene Dimensionen berücksichtigt wurden. Die erste beschreibt die *affektive Valenz*, die sich zwischen den Extremen *unpleasant* und *pleasant* bewegt, d.h. es wird ermittelt, wie angenehm oder schön das entsprechende Bild bewertet wird. Die zweite Kategorie, *arousal*, beschreibt die Erregung oder Weckreaktion, die das Bild in dem Betrachter hervorruft, wobei sich die Bewertung zwischen den Extremen *calm* und *excited* bewegt. Die letzte, allerdings etwas untergeordnete Kategorie stellt die *dominance* des Bildes in den Vordergrund, deren Bewertung von *submissiv* bis *autonom* reicht. Um diese drei Kategorien *pleasure*, *arousal* und *dominance* besser zu veranschaulichen, verwendet das IAPS ein Ratingsystem, das Peter J. Lang bereits 1980 einsetzte. Hierbei wird ein „Self-Assessment Manikin" (SAM), also ein kleines, gezeichnetes Männchen, benutzt, das die empfundenen Emotionen widerspiegeln soll. Diese Figur ist in der **Abbildung 6** gezeigt. Für die erste Kategorie *pleasure* entwickelt sich SAM über insgesamt fünf Zwischenschritte von einer lachenden in eine stirnrunzelnde, ärgerlich dreinblickende Figur. Für die zweite Kategorie *arousal* wird der Übergang von einem aufgeregten Männchen mit weit aufgerissenen Augen zu einem entspannten, schläfrigen gezeigt. Um die *dominance* zu veranschaulichen, ändert sich die Größe von SAM, wobei die große Figur für Autonomie steht, die kleine hingegen Unterwürfigkeit repräsentiert. Insgesamt stellen die Bewertungsskalen ein Punktesystem dar, welches von eins bis neun reicht.

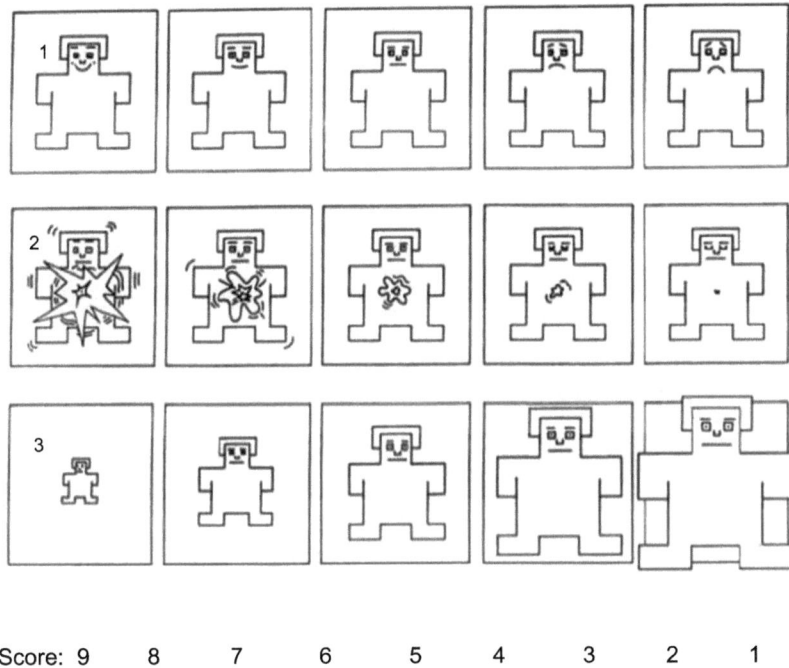

Score: 9   8   7   6   5   4   3   2   1

Abbildung 6: SAM (Self-Assessment Manikin), SAM (Self-Assessment Manikin) aus dem IAPS (International Affective Picture System) kategorisiert und standardisiert die empfundenen Emotionen des Betrachters zur besseren Vergleichbarkeit. Drei verschiedene Kategorien werden dabei berücksichtigt: 1. *pleasure*: von pleasant zu unpleasant; 2. *arousal*: von excited zu calm; 3. *dominance*: von dominated zu large. Der dabei angewandte Score reicht von eins bis neun.

Für die vorliegende Studie wurden die Bilder, welche dem IAPS entstammten, nach folgenden Kriterien ausgesucht: um innerhalb der drei Datensätze Gleichheit und Vergleichbarkeit herzustellen, wiesen alle Bilder ein mittleres *pleasure*-Niveau von 4,5 bis 5,5 auf (**s. Abbildung 7**). Diese hier verwendeten *pleasure*- und *arousal*-Werte basieren auf dem Ergebnis von 960 bewerteten Bildern, die von ca. 100 amerikanischen Studenten (m : w = ca. 1 : 1) analysiert wurden und die Grundlage des IAPS darstellen (Mikels et al., 2005). In der Kategorie *arousal* umfasste die Auswahl das komplette Spektrum, d.h. es waren auf der Skala von eins bis neun die

Bilder zu gleichen Anteilen vorhanden. **Abbildung 8** zeigt die ausgewählten Bilder in Bezug auf die Kategorien *pleasure* und *arousal*.

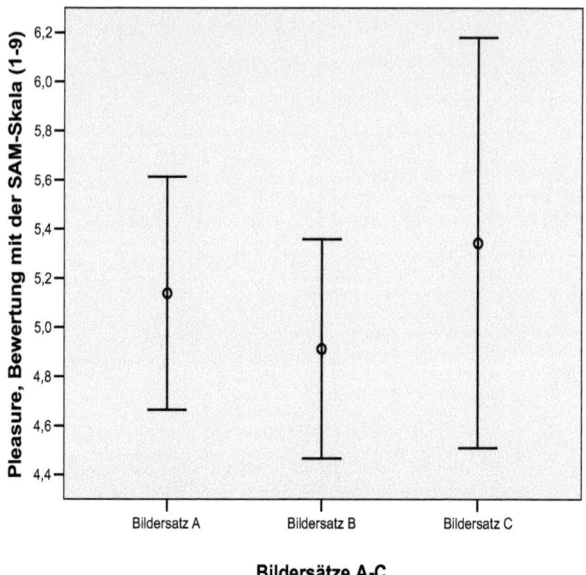

Abbildung 7: **Pleasure**, Alle Werte angegeben als Mittelwerte ± SD. Dargestellt sind die drei Bildersätze A-C und das dazugehörige *pleasure*-Niveau, welches bei allen dreien zwischen 4,5 und 5,5 liegt.

2. Material und Methoden

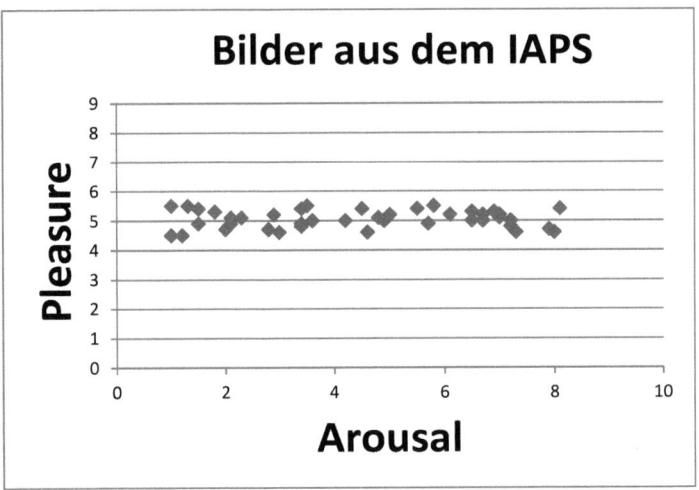

Abbildung 8: **Pleasure & Arousal**, Auswahl der verwendeten Bilder aus dem IAPS (International Affective Picture System) nach folgenden Kriterien: Alle Bilder weisen ein mittleres „*Pleasure*-Niveau" von 4,5 – 5,5 auf. Die Kategorie *arousal* umfasst hingegen die komplette Skala von eins bis neun.

Hinsichtlich der drei Bildersätze wurde die Auswahl der *arousal*-Werte einheitlich vorgenommen: Um die Datensätze anschließend bei der Auswertung miteinander vergleichen zu können, war der Anteil an niedrigen, mittleren und hohen *arousal*-Werten gleich. **Abbildung 9** zeigt die Verteilung der *arousal*-Werte innerhalb der drei Bildersätze. Die Anzahl derjenigen Bilder aus dem IAPS, welche ein mittleres *pleasure*-Niveau und dabei gleichzeitig einen extrem hohen oder niedrigen *arousal*-Wert aufwiesen, war sehr gering. Außerdem wurden keine Bilder mit in die Auswahl einbezogen, welche erotische oder gewaltverherrlichende Komponenten beinhalteten, so dass auf Grund dieser Ausschlusskriterien die ausgewählten Bilder nicht die komplette *arousal*-Skala umfassten.

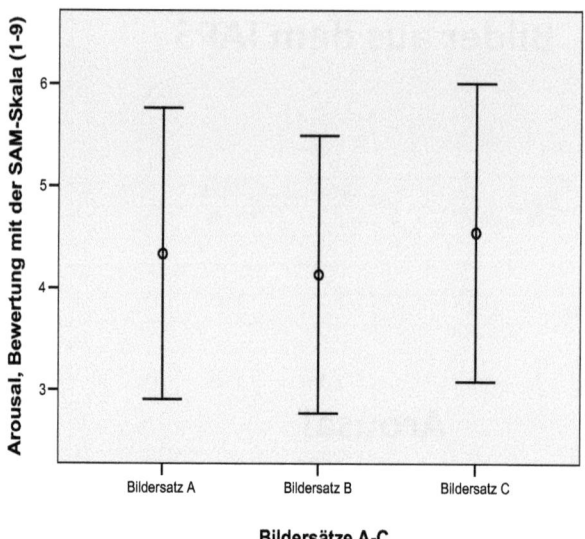

Abbildung 9: Arousal, Alle Werte angegeben als Mittelwerte ± SD. Dargestellt sind die drei Bildersätze (A-C) und ihr zugehöriges *arousal*-Spektrum, welches in allen dreien äquivalent ist.

2.2.7 Untersuchungsablauf

Den Patienten wurde auf dem Bildschirm insgesamt drei verschiedene Bildersätze à 21 Bilder präsentiert, wobei jedes Bild 10 Sekunden auf dem Monitor gezeigt wurde, so dass es von dem Patienten eingehend betrachtet werden konnte. Nach jedem einzelnen Bild erschien die SAM Bewertungsskala für *arousal*, auf welcher der Patient im Zahlenbereich von eins bis neun die für ihn zutreffende Erregungsstärke nennen sollte, die das entsprechende Bild in ihm hervorrief. Diese wurde dann vom Versuchsleiter notiert. Vor jedem Bilderset wurde ein Beispielbild samt Bewertungsskala gezeigt, so dass dem Patienten durch eine praktische Testdemonstration seine Aufgabe hinsichtlich der Bewertung verdeutlicht werden konnte. Die drei verschiedenen Bildersätze wurden generiert, um den Patienten bei jedem Testdurchlauf neue Bilder präsentieren zu können, so dass die Aufmerksamkeit und das Interesse immer neu geweckt wurden und um zu vermeiden, dass sich das Blickverhalten aufgrund eines Wiedererkennens der Bilder ändern würde.

2.2.8 Visueller, spatialer Aufmerksamkeitstest (Shakashita, 1991)

Zur Erfassung der Neglect-Symtomatik wurde ein von Shakashita (Shakashita, 1991) entwickelter visueller, spatialer Aufmerksamkeitstest verwendet. Wie schon beim Eye-tracking beschrieben, saßen die Patienten 87 cm von einem 21" großen Bildschirm (Breite: 43 cm, Höhe: 33 cm, Diagonale: 54 cm) entfernt. Mit Hilfe eines Sockels wurde der Monitor genau in Augenhöhe des Patienten gebracht (20 cm vom Tisch entfernt). Der Winkel, unter welchem der Bildschirm vollständig eingesehen werden konnte, betrug 27,64°. Beim Shakashita-Test wurden auf diesem Bildschirm fünf vertikale weiße Balken auf schwarzem Untergrund gezeigt. Auf jedem Balken konnte an drei unterschiedlichen Lokalisationen (oben, mittig und unten) ein schmaler Defekt im Balken auftreten, auf den so schnell wie möglich mit einem Druck auf die Leertaste reagiert werden sollte. **Abbildung 10** zeigt solch einen Bildschirm mit zwei möglichen Anordnungen der Balken. Durch eine Evaluation der Reaktionszeiten der linken, mittigen und rechten Zielreize kann auf die Verteilung der Aufmerksamkeit im Raum geschlossen werden. Eine längere Reaktionszeit bedeutet eine geringere Aufmerksamkeitszuwendung auf den entsprechenden Defekt des Balkens. Der Test begann in jedem Durchlauf mit 16 Übungsreizen, anschließend folgten 89 Stimuli, deren Reaktionszeiten gemessen wurden. Das Interstimulusintervall lag randomisiert zwischen zwei bis fünf Sekunden. Jeder Patient absolvierte diesen Test randomisiert zu allen drei Stimulationsbedingungen (rechts On/ links On, rechts On/ links Off und links On/ rechts Off) jeweils mit der dominanten und der nichtdominanten Hand. Durch diese separate Untersuchung der rechten und der linken Hand kann zwischen einer motorischen Halbseitensymptomatik durch die Parkinsonerkrankung und einer Neglect-Symptomatik unterschieden werden: Bei einem Neglect fallen die Reaktionszeiten **beider** Hände auf eine Stimuluslokalisation geringerer Aufmerksamkeitszuwendung länger aus, während bei einer einseitig betonten Akinese eine Verlängerung der Reaktionszeiten für alle Stimuluslokalisationen nachgewiesen werden kann, wenn die motorisch beeinträchtigte Extremität für die Antwort auf den Zielreiz benutzt wurde. Die mittlere Reaktionszeit (RZ), die auf jeden einzelnen Balken entfällt, wurde unabhängig von der Position des Stimulus auf dem Balken (also obere, mittlere oder untere Position) gewertet. Um eine mögliche Tendenz hinsichtlich der Orientierung zu einer Seite zu ermitteln, wurden folgende Quotienten berechnet: für eine Lateralisation zur linken Seite, die mittlere RZ des äußersten linken durch die mittlere RZ des mittleren Balkens und für eine Lateralisation zur rechten Seite, die mittlere RZ des äußersten rechten durch die mittlere RZ des mittleren Balkens dividiert. Auf diese Art und Weise ist es möglich, ein reaktionszeitunabhängiges Abbild der Aufmerksamkeitsverteilung im Raum zu schaffen, weil RZ / RZ einen dimensionslosen Wert ergibt.

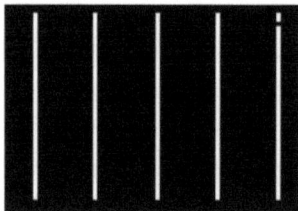 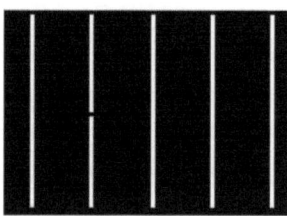

Abbildung 10: **Shakashita-Test**, Ein von Shakashita (Ann Neurol, 1991) entwickelter Test zur Erfassung der Neglect-Symptomatik. Auf dem Bildschirm wurden jeweils fünf Balken präsentiert, die an unterschiedlichen Lokalisationen eine Lücke aufweisen, welche es schnellstmöglich zu erkennen gilt. Hier sind zwei mögliche Stimuli dargestellt.

2.3 Studiendesign

Die Patienten wurden im medikamentösen Off-Zustand getestet, d.h., dass die jeweiligen Parkinson-Medikamente je nach Halbwertszeit 12 bzw. 72 Stunden vor Beginn der Testung abgesetzt wurden. Die einzelnen Testdurchläufe wurden von den Patienten dreimal absolviert, und zwar jedes Mal randomisiert mit einer neuen Bedingung: beide Elektroden eingeschaltet (re On/ li On); nur rechtsseitig eingeschalteter STN-DBS (re On/ li Off); und nur linksseitig aktivierter Stimulator (re Off/ li On). Die Stimulationsbedingung re Off/ li Off wurde nicht untersucht, da vorausgegangene Studien (Witt et al., 2006) schwierige Untersuchungsbedingungen aufgrund des niedrigen UPDRS Motor Scores und einer damit einhergehenden schlechten Verfassung der Patienten beschrieben. Die Testungen wurden doppelblind durchgeführt, so dass weder der Versuchsleiter noch der Patient wussten, in welchem Zustand sich die Elektroden befanden. Auf diese Weise war gewährleistet, dass die Ergebnisse nicht der zuvor aufgestellten These entsprechend, beeinflusst werden konnten. Jede Untersuchungseinheit umfasste drei Teile: eine Präsentation von 21 Bildern, die von dem Patienten bewertet wurden, sowie einen visuellen, spatialen Aufmerksamkeitstest, der zuerst mit der rechten, dann mit der linken Hand absolviert wurde. Diese drei Aufgabenteile wurden ebenfalls randomisiert in ihrer Reihenfolge variiert. Das folgende Beispiel beschreibt solch einen Testdurchlauf:

Patient X befindet sich in folgendem Zustand: rechte Elektrode On, linke Elektrode Off. Patient X absolviert nun folgende Aufgabenteile: 1.: Aufmerksamkeitstest mit der rechten Hand, 2.: Bewertung der Bilder, 3.: Aufmerksamkeitstest mit der linken Hand.

Anschließend wurden die Zustände der Elektroden geändert und solch ein beschriebener Testdurchlauf wurde wiederholt, allerdings mit geänderter Reihenfolge der einzelnen Aufgabenteile.

Nach jeder Änderung der Elektrodenkonstellation wurde eine Pause von 30 min eingehalten, um so einen stabilen, klinischen Zustand zu erreichen (Witt et al., 2006; Witt et al., 2004). In diesen Pausen wurden sowohl der Mini-Mental-Test, als auch der Visus-Test durchgeführt. Der UPDRS III Test wurde insgesamt dreimal durchgeführt, und zwar zu allen drei Elektrodenkonstellationen.

2.4 Datenanalyse

Die Patienten betrachteten Bildersets zu drei verschiedenen Stimulationsbedingungen (re On/ li On; re On/ li Off, re Off/ li On), wobei parallel hierzu die Augenbewegungen aufgezeichnet und separat ausgewertet wurden. Das hierfür verwendete Programm heißt *BeGaze 2.1* und ist ein Produkt der Firma *SensoMotoric Instruments* (SMI), die ihren Sitz sowohl in Boston (USA), als auch in Berlin (Deutschland) hat. *BeGaze* bietet mehrere Möglichkeiten zur Auswertung der Blickbewegungen an: mit Hilfe des *Scanpath* können die Blickfolgebewegungen wiedergegeben werden; es wird somit gezeigt wie der Patient das Bild betrachtet hat. Ein Beispiel hierfür ist in **Abbildung 11** gegeben.

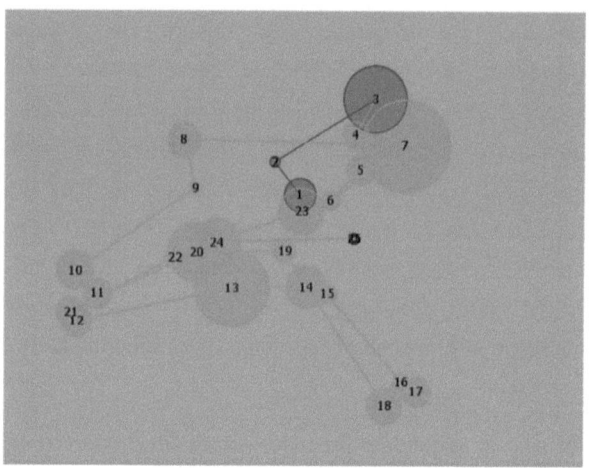

Abbildung 11: **Scanpath einer Blickfolgebewegung eines Patienten.** Die einzelnen Fixationspunkte sind von 1 bis 25 durchnummeriert, so dass man rekonstruieren kann, wie das gezeigte Bild betrachtet wurde. Die Größe der Kreise korreliert mit der Fixationsdauer: je größer der Kreis, desto länger war die Blickverweildauer auf diesem

Eine andere Möglichkeit der Blickanalyse ist das Erstellen einer *Area of Interest (AOI)*. Hierbei wird der Bildschirm in beliebig viele Bereiche eingeteilt, innerhalb derer man die Fixationszeiten, Sakkaden usw. untersuchen kann. In dieser Studie wurden 32 AOIs, die sich als senkrechte Streifen aneinanderreihen, zu Grunde gelegt, wobei AOI 1 die ganz linke und AOI 32 die äußerste rechte Seite des Bildschirms beschreibt. **Abbildung 12** zeigt diese Anordnung.

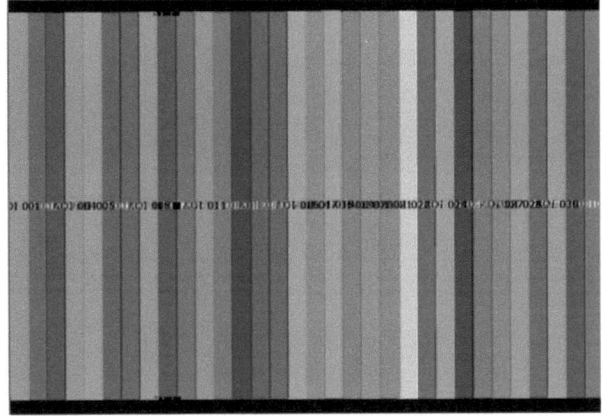

Abbildung 12: Area of Interests (AOIs), Einteilung des Bildschirms in 32 *AOIs (Area of Interest)*, so dass man die Augenbewegungen für einzelne Bereiche getrennt auswerten kann.

BeGaze 2.1. erstellt in der Rubrik *Statistic Summary* eine genaue Auflistung der 32 AOIs, innerhalb derer diverse Zeiten und Koordinaten zur Blickanalyse gegeben werden, z.B. die Fixationszeit, Blickdauer, Blickverweildauer, Sakkadendauer, inkl. der Gradangaben auf der X- und Y-Achse des Start- bzw. Endpunktes der Sakkade usw. Für alle Werte werden sowohl das Minimum, das Maximum, der Mittelwert, ein relativer und absoluter Wert angegeben.

2.5 Statistische Analysen

Die Stimulationsparameter (Frequenz, Impulsdauer und Amplitude) wurden mit Hilfe des „Wilcoxon signed rank test" analysiert. Dieser nichtparametrische statistische Test untersucht jeweils zwei gepaarte Stichproben, also die Werte der rechten und die der linken Seite. Zur Auswertung der Ergebnisse wurden nichtparametrische Verfahren verwendet. Die statistische Bewertung der Gleichheit zweier nicht gepaarter und voneinander unabhängiger Gruppen erfolgte mit Hilfe des U-Tests nach Mann und Whitney. Der Kruskal-Wallis-Test wurde beim Vergleich von mehr als zwei Gruppen verwendet. Statistische Signifikanz wurde durch den p-Wert ausgedrückt, wobei das Signifikanzniveau auf alpha = 0,05 festgelegt wurde. Die folgenden Daten wurden mit Hilfe von SPSS für Windows in einem allgemeinen linearen Modell mit Messwertwiederholung analysiert: hinsichtlich des UPDRS Motor Score wurde eine 3x1 ANOVA gewählt, wobei zum einen die Variable Stimulationsbedingung (re On/ li On; re On/ li Off und re Off/ li On) und zum anderen die Variable UPDRS Motor Score herangezogen wurde, um „within-subject" Effekte festzustellen. Hierbei erhobene Unterschiede wurden maßgeblich auf den Faktor Stimulationsbedingung zurückgeführt. Die Ergebnisse des Shakashita-Tests wurden in einer 3x2x2 ANOVA ausgewertet, mit dem „within-subject" Faktor Hand (rechte Hand und linke Hand) und dem „within-subject" Faktor Balken (Balken 1 bis 5) und dem „between-subject" Faktor Stimulationsbedingung (re On/ li On; re On/ li Off und re Off/ li On). Hierbei beobachtete Unterschiede haben ihren Ursprung in allen drei Variablen, also Stimulationsbedingung, Hand und Balken. Um Lateralisierungstendenzen zu einer Seite zu ermitteln, wurde des Weiteren eine 3x1 ANOVA verwendet. Die Variable Stimulationsbedingung (re On/ li On; re On/ li Off und re Off/ li On), sowie der Quotient der Reaktionszeiten, welcher rechts- oder linksseitig präsentierte Stimuli näher klassifiziert, wurden untersucht. Hierbei ist es wieder die Stimulationsbedingung, welche die Ergebnisse maßgeblich beeinflusst. Um die Ergebnisse des Shakashita-Tests noch genauer zu analysieren, wurde im Anschluss die logarithmische Transformation durchgeführt. Mit Hilfe dieser log-Transformation ($y = ax + b \rightarrow \log(y) = a'x + b'$) ist es möglich, Datensätze, die zunächst eine Seitentendenz aufweisen, derart umzuwandeln, dass sie anschließend einer Normalverteilung entsprechen und somit erst statistisch analysierbar sind (Slevin and Pendry, 1990; Koch, 1966). Die Ergebnisse zu den Blickbewegungen, die mit Hilfe des Eye-trackers aufgezeichnet wurden, lassen sich ebenfalls durch eine 3x1 ANOVA darstellen. Die Variable Stimulationsbedingung (re On/ li On; re On/ li Off und re Off/ li On) als „between-subject" Faktor und die Fixationszeiten innerhalb der einzelnen AOIs wurden analysiert. Um die Fixationszeiten in Bezug auf die 32 AOIs ohne multiples Testen zu untersuchen (3 Bildersätze à 21 Bilder wären 63 t-Tests, welche die Wahrscheinlichkeit falsch positiver Signifikanzen erhöhen würden), wurde der *Reliable Change Index* (RCI) (Frerichs and Tuokko, 2005) verwendet, welcher die Änderungen der Fixationsdauer in Abhängigkeit von der Stimulationsbedingung untersuchte. Die Stimulationsbedingung re On/ li On wurde als sog. „Basisbedingung" festgelegt, so dass der RCI für die Stimulationsbedingung re On/ li Off nach folgender Formel berechnet werden konnte: RCI = (Fixationsdauer während der Stimulationsbedingung re On/ li Off – Fixationsdauer während der Stimulationsbedingung re On/ li On) / SD_{diff}, wobei SD_{diff} den Standardfehler der Differenz darstellt. Analog zu dieser Formel wurde der RCI für die jeweiligen AOIs zu der Stimulationsbedingung re Off/ li On berechnet. Ergebnisse, die ober- sowie unterhalb der cut-off Werte 1,645 bzw. -1,645 lagen (Frerichs and Tuokko, 2005), wurden als reliabel eingestuft und erlaubten somit einen sich anschließenden t-Test zwischen den jeweiligen Stimulationsbedingungen.

3. Ergebnisse

3.1 Patienten

An der Studie nahmen insgesamt 15 Parkinson-Patienten teil, darunter 11 männliche und 4 weibliche mit einem Durchschnittsalter von 62,1 ± 8,6 (39 – 71) Jahren. Die durchschnittliche Erkrankungsdauer, gemessen an dem Zeitpunkt der Diagnosestellung, lag bei 15,9 ± 5,8 (10 - 29) Jahren, wobei neun Patienten einen rechtsseitigen Beginn beschrieben, während sechs von einem linksseitigen Krankheitsbeginn berichteten. Die Zeitspanne zwischen dem Zeitpunkt der Operation zur DBS und der Studie betrug 31,5 ± 26,1 (6 - 100) Monate. Die neurologische Visus-Untersuchung schloss ein Defizit im Bereich des Gesichtsfeldes aus; alle Patienten wiesen entweder eine normale Sehschärfe auf, oder trugen entsprechende Hilfsmittel und erreichten mit einer Brille einen normalen Visus. Die Patienten erhielten eine durchschnittliche tägliche Levodopa Äquivalenzdosis von 387,4 ± 217,6 mg, waren jedoch zum Testzeitpunkt im medikamentösen Off-Zustand. Je nach Halbwertszeit wurden die Medikamente zwischen 12 und 72 Stunden vor der Untersuchung abgesetzt. Keiner der Patienten wies eine Demenz oder ein kognitives Defizit, gemessen an den Werten des Mini-Mental-Status-Test, auf; MMST: 27,9 ± 2,2 (24 - 30).

Die Stimulationsparameter zeigten folgende Charakteristika: monopolare Stimulation der rechtshemisphäralen Elektrode mit einer mittleren Amplitude von 2,99 ± 0,84 V einer durchschnittlichen Impulsdauer von 62 ± 7,75 µs und einer Frequenz von 167,67 ± 29,33 Hz. Die Elektroden der linken Hirnhälfte wiesen folgende Stimulationsparameter auf: eine mittlere Amplitude von 3,13 ± 0,71 V, eine durchschnittliche Impulsdauer von 62 ± 7,75 µs, sowie eine mittlere Frequenz von 167,67 ± 29,33 Hz. Die **Tabelle 5** zeigt eine Zusammenfassung der Patientenparameter.

Tabelle 5: Zusammenfassung der demographischen Charakteristika der untersuchten Parkinson - Patienten

	PD-Patienten (n=15)
Alter (Jahre)	62,13 ± 8,601 (39 – 71)
Männlich/weiblich	11/4
Erkrankungsdauer, gemessen an dem Zeitpunkt der Diagnosestellung (Jahre)	15,87 ± 5,805 (10 - 29)
Rechts-/linksseitiger Beginn	9/6
Stimulationsdauer (Monate)	31,47 ± 26,049 (6 – 100)
H&Y, On-On	2,30 ± 0,493 (1,5 – 3)
H&Y, Off-Off	3,43 ± 0,678 (2,5 – 5)
LED	387,4 ± 217,637 (54 – 750)
Mini-Mental-Test	27,87 ± 2,23 (22-30)
Visus-Test, re (%)	72 ± 14,736 (50-100)
Visus-Test, li (%)	71,33 ± 15,976 (50-100)
Amplitude re (V)	2,99 ± 0,84 (1,1-4,1)
Amplitude li (V)	3,13 ± 0,71 (2,0-4,5)
Impulsdauer (µs)	62 ± 7,75 (60-90)
Frequenz (Hz)	167,67 ± 29,33 (130-210)

Alle Daten angegeben als Mittelwerte ± Standardabweichung (Minimum – Maximum), Patientenzahl (n=15); Abk.: H&Y= Hoehn und Yahr Skala, LED = Levodopa Äquivalenzdosis.

3.2 Ergebnisse des UPDRS-Motor-Score

Die Ergebnisse der drei Stimulationsbedingungen (re On/ li On; re On/ li Off; re Off/ li On) wurden mit einem Kruskal-Wallis-Test verglichen. Dieser nichtparametrische Test untersucht, ob sich die Gruppen hinsichtlich ihrer ordinalskalierten Variablen unterscheiden. Aufgrund der hierbei erhobenen signifikanten Unterschiede, wurde post-hoc der Mann-Whitney-U-Test durchgeführt, um so die Gruppen paarweise zu vergleichen. Die Ergebnisse des UPDRS-Motor-Score stehen in einem signifikanten Zusammenhang mit den Stimulationsbedingungen. Es zeigte sich eine deutliche Verbesserung des Motor-Score, wenn beide Stimulatoren eingeschaltet waren (re On/ li On: 26,33 ± 6,19) im Vergleich zu nur einseitiger Stimulation (re On/ li Off: 32,60 ± 7,42 und re Off/ li On: 32,00 ± 8,80).

Bei einseitig rechter Stimulation (re On/ li Off) wiesen die Patienten einen verbesserten UPDRS-Motor-Score der linken Körperhälfte auf, während bei einseitig linker Stimulation (li On/ re Off) die rechte Seite bessere Ergebnisse zeigte. Hingegen konnte bei dem kompletten UPDRS-Motor-Score (total), ungeachtet der einzelnen Körperhälften, kein statistisch signifikanter Unterschied (p = 0,117) zwischen den Stimulationsbedingungen re On/ li Off und re Off/ li On nachgewiesen werden. Die Ergebnisse des UPDRS-Motor-Score sind in **Tabelle 6** dargestellt.

Tabelle 6: Ergebnisse des UPDRS-III-Motor-Score

	rechts On/ links On[a] (n=15)	rechts On/ links Off[a] (n=15)	rechts Off/ links On[a] (n=15)	²	P[b]
UPDRS III total	26,33 ± 6,19	32,60 ± 7,42	32,00 ± 8,80	4,29	0,117
UPDRS re	6,20 ± 2,78	11,60± 3,80*	7,00 ± 2,90*	14,29	0,001
UPDRS li	6,73 ± 2,89	8,53 ± 4,50°	12,53± 5,17°	11,4 2	0,003
UPDRS axial	13,47± 3,80	12,73± 3,49	12,33± 3,89	1,12	0,570
UPDRS tremor	0,67 ± 1,29	2,53 ± 3,44	2,53 ± 2,92	4,16	0,125
UPDRS rigor	0,93 ± 1,10˜	3,73 ± 2,43˜	3,67 ± 2,00˜	18,61	0,000
UPDRS akinese	14,5 ± 5,31	16,40± 5,30	15,67± 5,05	0,79	0,675
UPDRS bradykinese	2,00 ± 0,85	2,00 ± 0,66	2,00 ± 0,66	0,06	0,971
UPDRS posturale Instabilität	6,27 ± 2,84	6,07 ± 2,15	6,00 ± 2,56	0,02	0,990

[a] Daten angegeben als Mittelwerte ± Standardabweichung, Patientenzahl (n=15)
[b] Analyse mit dem Mann-Whitney-U-Test (zweiseitig)
² Kruskal-Wallis-Test
Um den Grad der Asymmetrie beider Körperhälften zu den verschiedenen Stimulationsbedingungen zu untersuchen, wurden die UPDRS III Items (20-26) separat ausgewertet. *Die Stimulationsbedingung re Off/ li On liefert ein signifikant besseres Ergebnis der re Körperhälfte (p = 0,001), während °die Stimulationsbedingung re On/ li Off linksseitig signifikant bessere Ergebnisse erzielt (p = 0,003). ˜Die Stimulationsbedingung re On/ li On führt zu signifikant besseren Ergebnissen, als die anderen beiden Bedingungen (re On/ li Off; re Off/ li On) (p = 0,000). Für alle anderen untersuchten UPDRS-Untergruppen zeigt sich kein signifikanter Unterschied zwischen den Bedingungen re On/ li Off und re Off/ li On. Abk.: UPDRS = Unified Parkinson`s disease rating scale.

3.3 Ergebnisse des Eye-trackings

In dieser Studie wurde die Fixationszeit für die folgenden statistischen Analysen verwendet und in Bezug auf die drei Stimulationsbedingungen (re On/ li On; re On/ li Off und re Off/ li On) untersucht. Zwei der 15 Patienten zeigten eine verkürzte

Gesamtdauer der Aufnahmezeit in Bezug auf die Augenbewegungen, so dass diese beiden Patienten von der folgenden Auswertung ausgeschlossen wurden. Im Gegensatz zu den anderen Patienten, deren aufgezeichnete Gesamtdauer im Mittel 175,86s betrug, ergab die gemessene Zeit bei den beiden Patienten nur einen Wert von 24s bzw. 70s. Die mit Hilfe des Eye-trackers aufgezeichneten Fixationszeiten unterschieden sich nicht signifikant in ihrer Länge hinsichtlich der einzelnen Stimulationsbedingungen (re On/ li On: 182,3s; re On/ li Off: 171,4s und re Off/ li On: 173,9s, ANOVA p > 0,4), so dass eine mittlere Fixationsdauer von 175,9 ± 29,12s errechnet wurde. **Abbildung 13** veranschaulicht die Fixationszeiten (in Sekunden) innerhalb der 32 AOIs zu den drei Stimulationsbedingungen. Die separate Analyse der Bilder, aufgeteilt in gespiegelte und nicht-gespiegelte, zeigte keinen Unterschied hinsichtlich der Aufmerksamkeitsverteilung im Raum und ergab keine RC – Indizes > oder < 1,6.

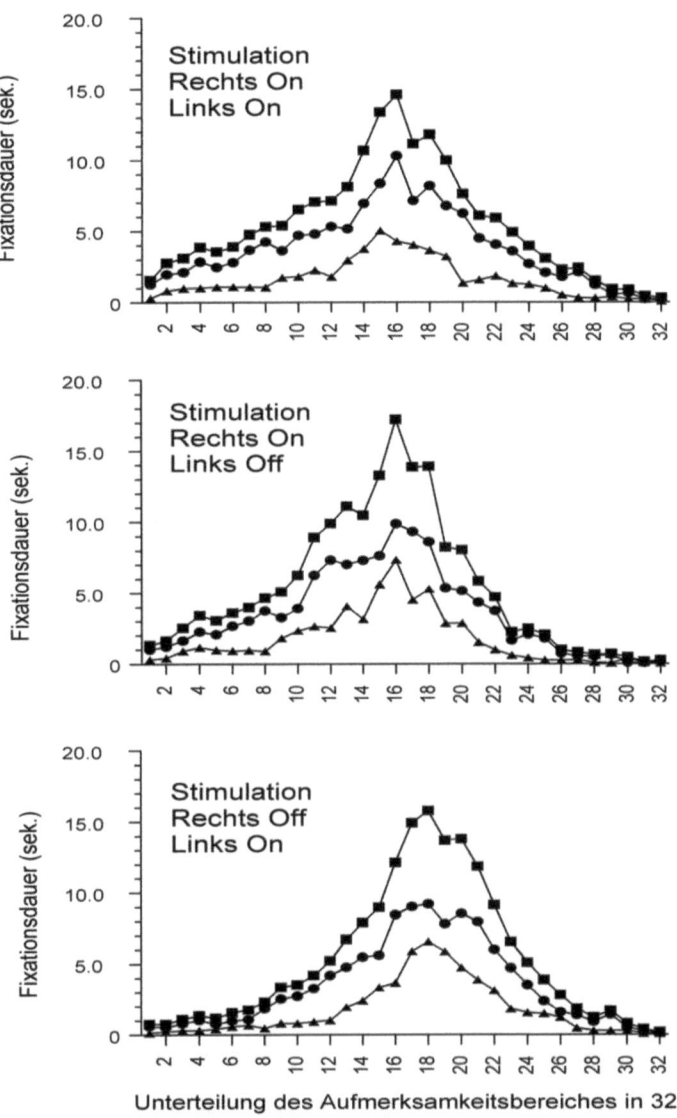

Abbildung 13: Fixationsdauer (s) innerhalb der 32 AOIs, Darstellung der Fixationszeiten (s) innerhalb der 32 AOIs in Abhängigkeit von den drei Stimulationsbedingungen (re On/ li On; re On/ li Off; re Off/ li On). Die drei Graphen in jeder der Abbildungen zeigen eine Subanalyse der betrachteten Bilder: ▲ gespiegelte Bilder; ● nicht-gespiegelte Bilder; ■ alle Bilder.

In der Stimulationsbedingung re Off/ li On war die Blickverweildauer der Patienten innerhalb der linken Seite ihres Aufmerksamkeitsbereiches kürzer (67,3s ± 44,4s; Area under the curve AOI 1 bis 16), verglichen mit der Stimulationsbedingung re On/ li On (107,0s ± 40,1s; t = 2,4; p = 0,023) und der Stimulationsbedingung re On/ li Off (106,4s ± 37,5 s; t = 2,5; p = 0,019). Ebenfalls konnte in der Stimulationsbedingung re Off/ li On ein Trend für eine längere Fixationsdauer innerhalb des rechten Aufmerksamkeitsbereiches gezeigt werden (106,6s ± 60,2s; Area under the curve AOI 17 bis 32), verglichen mit der Stimulationsbedingung re On/ li Off (64,8s ± 47,8s; t = -1,9; p = 0,060). *Reliable Change*-Indizes, die einen von der Zahl 1,6 differenten Wert aufwiesen, konnten nur bei den Stimulationsbedingungen re On/ li On und re Off/ li On innerhalb der AOIs 11, 20, 21 und 22 gezeigt werden. Dies ist in **Abbildung 14** dargestellt. Eine post-hoc-Analyse demonstrierte signifikant kürzere Fixationszeiten in AOI 11 und signifikant längere Fixationszeiten innerhalb der AOIs 20, 21 und 22 für die Bedingung re Off/ li On, verglichen mit der Stimulationsbedingung re On/ li On (p < 0,05 für alle Vergleiche).

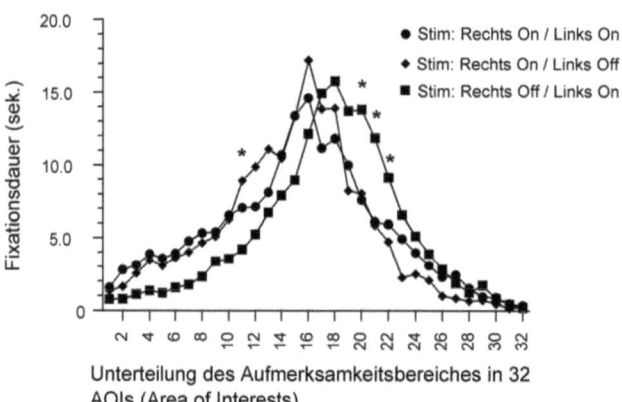

Abbildung 14: **Fixationszeit (s) in den einzelnen AOIs** während der drei Stimulationsbedingungen (re On/ li On; re On/ li Off; re Off/ li On). Mit * gekennzeichnet sind diejenigen AOIs, welche einen RCI < oder > 1,6 aufweisen. Für re Off/ li On gilt: in AOI 11 signifikant kürzere, in den AOIs 20, 21 und 22 signifikant längere Fixationszeiten verglichen mit re On/ li On (p < 0,05).

Das Blickverhalten während der Stimulationsbedingung re On/ li On wurde als „Basislinie" definiert, um anschließend die relativen Änderungen der Fixationszeiten während der Stimulationen re On/ li Off und re Off/ li On mit diesen Ausgangswerten vergleichen zu können. **Abbildung 15** zeigt diese Basislinie im Verhältnis zu einem perfekt symmetrischen Explorationsverhalten, in welchem die linksseitigen AOIs den gleichen Wert wie die dazugehörigen rechtsseitigen AOIs besitzen.

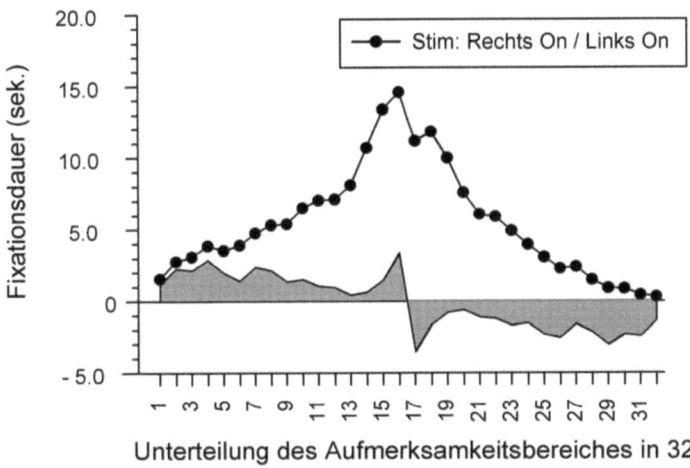

Unterteilung des Aufmerksamkeitsbereiches in 32 AOIs (Area of Interests)

Abbildung 15: **Basislinie**, Darstellung der Basislinie und ihrer Abweichung von einer exakten Symmetrie. Im Folgenden wird diese Basislinie als Bezugspunkt gewählt, um weitere Abweichungen in den Bedingungen re On/ li Off und re Off/ li On darzustellen. Daher ist es erforderlich, eine Zuwendung zum linksseitigen extrapersonellen Raum in der „baseline" Bedingung auszuschließen. Es zeigt sich hingegen, dass in der „baseline" Bedingung bereits eine leichte Betonung des linksseitigen extrapersonellen Raums besteht.

Anschließend wurden die Fixationszeiten jeder einzelnen AOI der Stimulationsbedingung re Off/ li On und jener der Stimulationsbedingung re On/ li Off von der „Basislinie" mit der Bedingung re On/ li On subtrahiert. Die jeweiligen Differenzen wurden daraufhin dem rechten bzw. linken Aufmerksamkeitsbereich zugeordnet, wie in **Abbildung 16** dargestellt ist. Diese Darstellung soll verdeutlichen, wie die Verteilung der Aufmerksamkeit im Raum in der „baseline" Bedingung re On/ li On war, mit der die geänderten Stimulationsbedingungen verglichen wurden. Dies ist wichtig, um eine linksseitige Orientierung in der „baseline" Bedingung auszuschließen (da diese aufgrund der „baseline" Daten eine Neglect- Symptomatik hätte vortäuschen können; dieses ist jedoch nicht der Fall, siehe Abbildung 15). Mit Hilfe der Subtraktion konnten die durch die Stimulation bedingten Blickänderungen direkt miteinander verglichen werden. Hierfür wurde eine One Way Anova verwendet, welche die Interaktion zwischen dem „within-subject" Faktor „Blickverweildauer im rechten bzw. linken Gesichtsfeld" und dem „between-subject" Faktor „Stimulationsbedingung" (Änderung von der Stimulationsbedingung re On/ li On zur Stimulationsbedingung re Off/ li On, bzw. re On/ li Off) untersuchte. Diese Analyse zeigte einen signifikanten Unterschied ($F = 3,98$; $p = 0,048$). Ein sich anschließender gepaarter t-Test demonstrierte in der Stimulationsbedingung re Off/ li On signifikant längere Fixationszeiten im rechten Aufmerksamkeitsbereich ($T = 3,75$; $p = 0,003$). Hingegen wies der gepaarte t-Test für die Stimulationsbedingung re On/ li Off keine signifikanten Abweichungen von der „baseline" Bedingung re On/ li On auf. Schließlich wurden die Patienten noch in zwei Gruppen (rechts- bzw. linksseitiger Krankheitsbeginn) unterteilt, um einen evtl. Zusammenhang zwischen Asymmetrie motorischer Symptome und der visuellen Exploration herzustellen. Hierfür wurden die schon beschriebenen statistischen Methoden angewandt, wobei sich allerdings kein signifikanter Zusammenhang zwischen rechts- und linksseitig dominanten Parkinson-Symptomen und dem Explorationsverhalten zeigte.

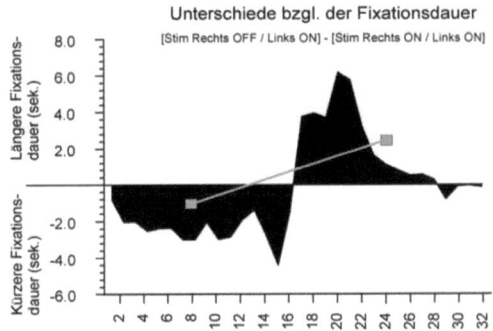

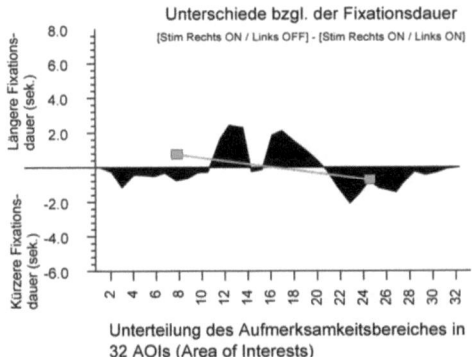

Unterteilung des Aufmerksamkeitsbereiches in
32 AOIs (Area of Interests)

Abbildung 16: Fixationszeiten nach Subtraktion von der Basislinie, Subtraktion der beiden Stimulationsbedingungen (re Off/ li On und re On/ li Off) von der Basisbedingung re On/ li On. Hierbei zeigen sich in der Bedingung re Off/ li On kürzere Fixationszeiten im linken und längere Fixationszeiten im rechten Aufmerksamkeitsbereich (p = 0,003). Die beiden grauen Balken verdeutlichen den Mittelwert aller AOIs einer Seite, also AOI 1-16 für die linke und AOI 17-32 für die rechte Seite.

3.4 Ergebnisse der Sakkaden

Die Analysen der Fixationszeiten und die der Sakkaden basieren auf demselben Datensatz, so dass auch hier jene zwei Patienten von der Auswertung ausgeschlossen wurden, welche eine verkürzte Aufnahmedauer bzgl. der Augenbewegungen zeigten. Bei der Analyse der Sakkaden wurde jeweils für die rechte und linke Seite des Aufmerksamkeitsbereiches und zu allen drei

Stimulationsbedingungen (re On/ li On; re On/ li Off; re Off/ li On) die Anzahl, die Dauer (ms) und die Maximalgeschwindigkeit (°/s) der Sakkaden untersucht. Eine Testung auf Normalverteilung (Kolmogorov-Smirnov-Anpassungstest) zeigte, dass die Häufigkeit der Sakkaden normalverteilt ist, daher erfolgte eine Analyse mit parametrischen statistischen Tests. Für die Anzahl der gemessenen Sakkaden konnte kein signifikanter Unterschied bzgl. der Stimulationsbedingung und der rechten oder linken Seite des Aufmerksamkeitsbereiches gezeigt werden (p > 0,111), wie aus **Abbildung 17** ersichtlich wird.

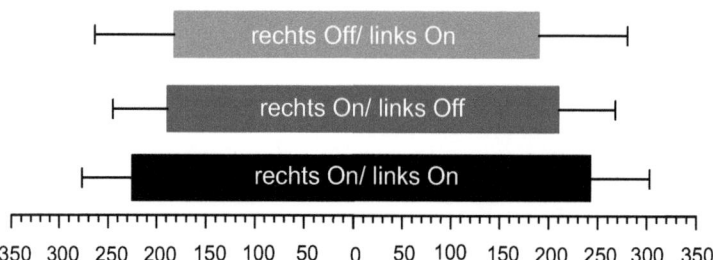

Abbildung 17: Anzahl der Sakkaden, Darstellung der Anzahl der Sakkaden nach rechts und links während der drei Stimulationsbedingungen (re On/ li On; re On/ li Off und re Off/ li On). Es zeigt sich kein signifikanter Unterschied (p > 0,111) hinsichtlich der beiden untersuchten Faktoren „Richtung der Sakkaden" und „Simulationsbedingung".

Die gemessene Dauer (ms) der Sakkaden nach links und nach rechts ist ebenfalls normal verteilt. Die Dauer der Sakkaden nach links im Vergleich zur Dauer der Sakkaden nach rechts zeigte in keiner Stimulationsbedingung einen signifikanten Unterschied (p > 0,56 für alle Vergleiche) (**s. Abbildung 18**).

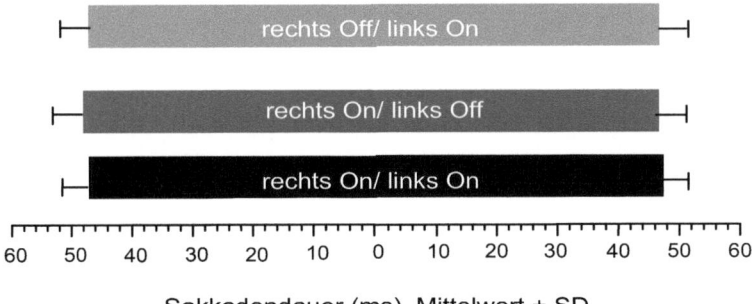

Sakkadendauer (ms), Mittelwert + SD

Abbildung 18: Sakkadendauer, Darstellung der Sakkadendauer (ms) nach rechts und links in Abhängigkeit von der Stimulationsbedingung (re On/ li On; re On/ li Off; re Off/ li On). Es zeigt sich kein signifikanter Unterschied hinsichtlich der beiden untersuchten Faktoren (p > 0,56).

Die Daten der Maximalgeschwindigkeit der Sakkaden sind nicht normal verteilt, so dass für die Analyse dieser Daten nichtparametrische Testverfahren genutzt wurden. Die Maximalgeschwindigkeit der Sakkaden nach rechts im Vergleich zur Maximalgeschwindigkeit nach links ist in keiner Stimulationsbedingung signifikant unterschiedlich (p > 0,13 für alle Vergleiche) (**s. Abbildung 19**).

3. Ergebnisse

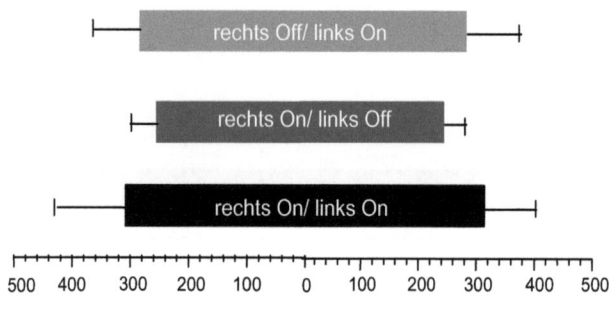

Abbildung 19: Maximalgeschwindigkeit der Sakkaden, Darstellung der Maximalgeschwindigkeit der Sakkaden zur rechten und linken Seite in Abhängigkeit von der Stimulationsbedingung (re On/ li On; re On/ li Off; re Off/ li On). Es zeigt sich kein signifikanter Unterschied hinsichtlich der beiden untersuchten Faktoren (p > 0,13).

3.5 Ergebnisse des Shakashita-Tests

Bei der Auswertung des Shakashita-Tests zeigte der „within-subject" Faktor Balken, separat untersucht, einen erheblich signifikanten Unterschied hinsichtlich der Aufmerksamkeitsverteilung auf die Balken eins bis fünf (F = 9,0; p = 0,0002). Hingegen lieferte die Beurteilung der „within-subject" Faktoren Balken und Hand keine signifikanten Ergebnisse, genauso, wie der „between-subject" Faktor Stimulationsbedingung in Bezug auf die Faktoren Balken und Hand keine signifikante Interaktion zeigte. Für den ausschlaggebenden Kontrast: Faktoren Balken x Stimulationsbedingung errechneten sich folgende Werte: F = 1,02 und p = 0,43. Die **Abbildung 20** stellt die Aufmerksamkeitsverteilung bzgl. der fünf Balken dar.

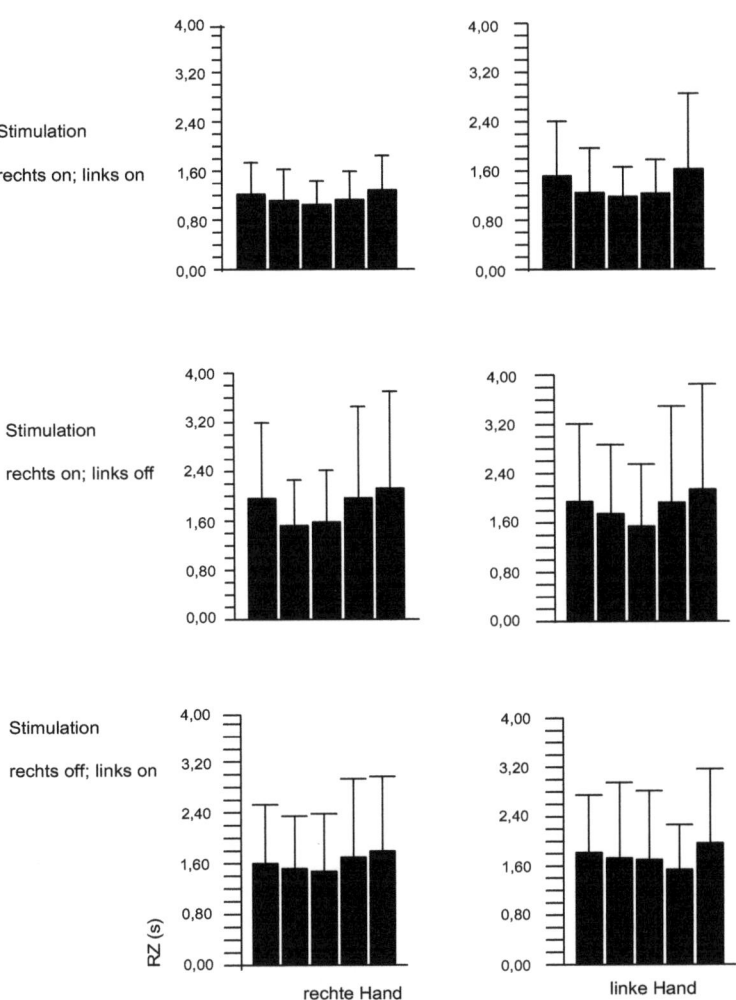

Abbildung 20: **Ergebnisse des Shakashita-Tests**, Alle Werte angegeben als Mittelwerte + Standardabweichung (SD). Darstellung der Aufmerksamkeitsverteilung im Raum zu drei verschiedenen Stimulationsbedingungen (re On/ li On; re On/ li Off; re Off/ li On). Auf den einzelnen Balken wurden Stimuli präsentiert, auf welche, separat mit der rechten und der linken Hand, durch Tastendruck reagiert wurde. Je kürzer die Reaktionszeit (RZ), desto größer war die Aufmerksamkeit in diesem Areal.

Anschließend erfolgte die log-Transformation der Reaktionszeiten, um trotz Lateralisierungstendenzen eine Normalverteilung der Werte zu erreichen (Koch, 1966; Slevin and Pendry, 1990). Der „within-subject" Faktor Balken zeigte auch nach der log-Transformation einen statistisch signifikanten Unterschied hinsichtlich der Aufmerksamkeitsverteilung auf die Balken eins bis fünf (F = 19,04; p = 0,0001). Dieses erwartete Ergebnis begründet sich in der alleinigen Analyse des Faktors Balken, weil durch die unterschiedliche Lage der fünf Balken die Reaktionszeit entsprechend beeinflusst wurde, in dem Sinne, dass dem mittleren Balken mehr Aufmerksamkeit als den peripheren geschenkt wurde. Die Analyse der Faktoren Stimulationsbedingung und Balken lieferte kein statistisch signifikantes Ergebnis (F = 1,186; p = 0,307). **Abbildung 21** zeigt den Zusammenhang zwischen Reaktionszeiten und Stimulationsbedingungen.

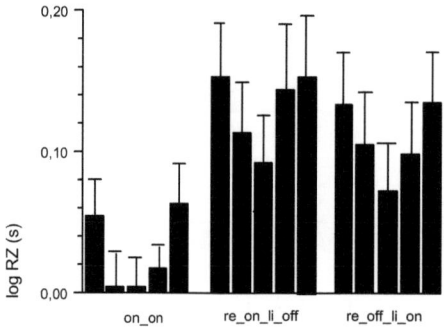

Abbildung 21: **Log-transformierte Reaktionszeiten**, Alle Werte angegeben als Mittelwerte + Standardabweichung (SD). Dargestellt sind die log-transformierten Reaktionszeiten auf die fünf Balken des Shakashita-Tests für die jeweilige Stimulationsbedingung (re On/ li On; re On/ li Off; re Off/ li On). Abk.: log RZ (s) = logarithmisch transformierte Reaktionszeit in Sekunden.

Die Analyse der log-transformierten Reaktionszeiten in Abhängigkeit vom Krankheitsbeginn zeigte signifikant längere Reaktionszeiten in Bezug auf alle fünf Balken bei Patienten mit linksseitigem Krankheitsbeginn (F = 3,994; p = 0,049). Dieser Zusammenhang ist in **Abbildung 22** dargestellt.

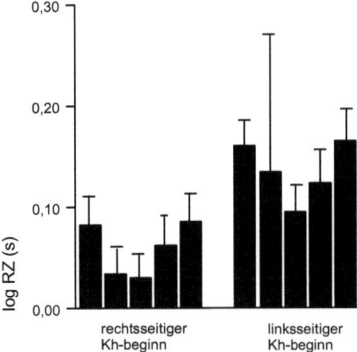

Abbildung 22: Reaktionszeiten versus Krankheitsbeginn, alle Werte angegeben als Mittelwerte + Standardabweichung (SD). Darstellung der log-transformierten Reaktionszeiten in Bezug auf die fünf Balken des Shakashita-Tests mit Unterteilung in rechts- und linksseitigen Krankheitsbeginn. Dabei fallen signifikant längere Reaktionszeiten bei den Patienten mit linksseitigem Krankheitsbeginn auf. Abk.: Kh-beginn = Krankheitsbeginn; log RZ (s) = logarithmisch transformierte Reaktionszeit in Sekunden.

Der direkte Vergleich in der Bedingung re Off/ li On des Quotienten von Balken eins zu Balken drei (Mittelpunkt) verglichen mit dem Quotienten Balken fünf zu Balken drei (Mittelpunkt) spiegelt die Symmetrie der Verteilung der Aufmerksamkeit im Raum wider. Für die relevante Bedingung zeigten sich sowohl für die Ergebnisse der rechten, als auch für die der linken Hand keine statistisch signifikanten Unterschiede, wie aus **Tabelle 7** ersichtlich wird.

Tabelle 7: Ergebnisse des Shakashita-Tests		
Stimulationsbedingung und getestete Hand	Rechte Hemisphäre	Linke Hemisphäre
re On/ li On		
rechte Hand	1,226393	1,1653441
linke Hand	1,380913	1,2877456
re On/ li Off		
rechte Hand	1,3445933	1,2417602
linke Hand	1,3889416	1,2615181
re Off/ li On		
rechte Hand	1,2136995	1,0831321
linke Hand	1,1554258	1,0656712

Die Quotienten des visuellen Aufmerksamkeitstests zeigten eine rechts- bzw. linksseitige Orientierung (rechte bzw. linke Hemisphäre), jeweils separat mit der rechten und linken Hand getestet. Diese Quotienten repräsentieren ein reaktionszeitunabhängiges Abbild der Aufmerksamkeitsverteilung im Raum, weil RZ/RZ einen dimensionslosen Wert ergibt. Für eine Lateralisation zur linken Seite wurde die mittlere RZ des äußersten linken durch die mittlere RZ des mittleren Balkens und für eine Lateralisation zur rechten Seite, die mittlere RZ des äußersten rechten durch die mittlere RZ des mittleren Balkens dividiert. Es zeigten sich jedoch keine statistisch signifikanten Unterschiede hinsichtlich der Faktoren Stimulationsbedingung, Hand und Hemisphäre.

3.5 Ergebnisse der emotionalen Informationsverarbeitung

Bei der Studie wurden drei verschiedene Bildersätze à 21 Bilder verwendet, welche randomisiert auf die drei Stimulationsbedingungen verteilt wurden. Um ein Wiedererkennen oder Desinteresse bzgl. der Bilder zu vermeiden, betrachteten und bewerteten die Patienten mit jeder neuen Stimulationsbedingung ein für sie neues Bilderset. Um eine Verzerrung des Mittelwertes auszuschließen, wurden die gespiegelten Landschaftsbilder aufgrund ihrer zu niedrigen Bewertung hinsichtlich des *arousal* aus der Wertung genommen, so dass drei Sätze à 14 Bilder analysiert wurden. Die statistischen Berechnungen der *arousal*-Daten zeigten keine signifikanten Unterschiede zwischen den drei Stimulationsbedingungen ($\chi^2 = 0,5$; p = 0,78). Eine Subanalyse, bei der die Gruppen (links On/ rechts Off) versus (links Off/ rechts On) verglichen wurden, zeigte ebenfalls keine statistisch signifikanten Unterschiede (Z = 0,8; p = 0,43). Schließlich wurden aus jedem Bildersatz diejenigen drei Bilder ausgewählt, welche auf der IAPS-*arousal*-Skala die höchsten Werte aufwiesen, und die Bewertung dieser seitens der Patienten wiederum zu den drei Stimulationsbedingungen verglichen. Auf diese Art und Weise ließen sich eventuelle Veränderungen in der emotionalen Informationsverarbeitung noch besser herauszuarbeiten. In **Abbildung 23** ist dieses Ergebnis dargestellt.

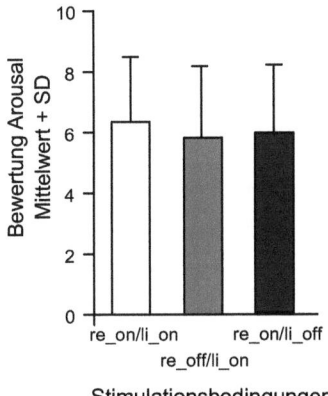

Abbildung 23: Bewertung der Bilder bzgl. ihres *arousal*. Alle Werte angegeben als Mittelwerte + Standardabweichung (SD). In diese Analyse wurden jeweils diejenigen drei Bilder aus jedem Bildersatz einbezogen, welche den höchsten IAPS-*arousal*-Wert aufweisen. Die x-Achse zeigt die drei Stimulations-bedingungen, die y-Achse die *arousal*-Bewertung seitens der Patienten.

Die statistische Analyse dieser *arousal*-Daten zeigte keine signifikanten Unterschiede zwischen den Stimulationsbedingungen ($\chi^2 = 0,47$; p = 0,79). Eine Subanalyse der beiden Gruppen (links On/ rechts Off) versus (links Off/ rechts On) zeigte ebenfalls keine signifikanten Unterschiede (Z = 0,17; p = 0,87), so dass sich zusammenfassend keine Divergenz bei der Bewertung der Bilder hinsichtlich ihres *arousal* während der unterschiedlichen Stimulationsbedingungen ermitteln ließ.

4. Diskussion

4.1 Ergebnisse

Gemäß der aufgestellten Hypothesen (s. S. 16-17) lassen sich die Ergebnisse der Studie wie folgt zusammenfassen:

(1) Die Parkinson-Patienten zeigten beim Eye-tracking während der Stimulationsbedingung re Off/ li On eine kürzere Fixationsdauer innerhalb des linken Aufmerksamkeitsbereiches im Vergleich zu den Stimulationsbedingungen re On/ li On und re On/ li Off. Außerdem ergab die Analyse dieser Stimulationsbedingung (re Off/ li On) einen Trend für eine längere Fixationsdauer innerhalb des rechten Aufmerksamkeitsbereiches, verglichen mit der Stimulationsbedingung re On/ li Off.

(2) Die Analyse der Sakkaden zeigte keinen Zusammenhang zwischen der Anzahl, der Dauer und der Maximalgeschwindigkeit der Sakkaden in Abhängigkeit von der Stimulationsbedingung.

(3) Beim Shakashita-Test konnte kein Zusammenhang zwischen der Stimulationsbedingung und der Aufmerksamkeitsverteilung im Raum hergestellt werden – die verschiedenen Reaktionszeiten, auf die an unterschiedlichen Lokalisationen präsentierten Stimuli, unterschieden sich nicht signifikant. Hingegen lieferte die statistische Analyse einen erheblichen Unterschied in Bezug auf die Seite des Krankheitsbeginns: Patienten mit einem linksseitigen Krankheitsbeginn zeigten stark verlängerte Reaktionszeiten im gesamten Aufmerksamkeitsbereich.

(4) Hinsichtlich der Bewertung der Bilder bzgl. ihres *arousal* konnte bei der Auswertung kein statistisch signifikanter Zusammenhang zwischen der Stimulationsbedingung und der Bewertung im emotionalen Kontext hergestellt werden.

4.2 Einfluss des STN auf die Raumorientierung

Die vorliegende Studie konnte zeigen, dass die Patienten während der Stimulationsbedingung re Off/ li On eine verkürzte Fixationsdauer innerhalb des linken Aufmerksamkeitsbereiches, verglichen mit den Stimulationsbedingungen re On/ li On und re On/ li Off aufwiesen. Außerdem wurde ein Trend für eine längere Fixationszeit innerhalb des rechten Aufmerksamkeitsbereiches während derselben Stimulationsbedingung (re Off/ li On), verglichen mit der Bedingung re On/ li Off, erkennbar. Hingegen konnte bei den anderen Stimulationsbedingungen, ebenfalls beim einseitig rechten eingeschalteten Stimulator, keine Asymmetrie hinsichtlich der Raumorientierung festgestellt werden. Bei der Stimulationsbedingung re Off/ li On ist das Netzwerk, welches vom STN erreicht bzw. beeinflusst wird, deutlicher gestört. Die pathologische Aktivität des STN, welche durch die Parkinson Erkrankung hervorgerufen wird (Bergmann and Salak, 2008), wird nun nicht durch die STN Stimulation korrigiert. Dieses führt offensichtlich zu einer kürzeren Fixationsdauer innerhalb des linken und einem Trend für eine längere Fixationsdauer innerhalb des rechten Aufmerksamkeitsbereiches. Diese Beobachtung ist vereinbar mit der Annahme, dass der rechte STN in funktioneller Verbindung mit dem rechtshemisphärischen Netzwerk steht. Dabei stellen das Putamen, das Pulvinar und der Kopf des Nucl. caudatus diejenigen subkortikalen Strukturen dar, welche für die Wahrnehmung der Raumorientierung eine Rolle spielen (Karnath et al., 2001; Karnath et al., 2002). Schädigung einer dieser Strukturen der rechten Hemisphäre führt zu einer Neglect-Symptomatik (Karnath et al., 2001). Folglich wären es die STN Efferenzen zum Putamen und zum Kopf des Nucl. caudatus, welche die Raumorientierung über diese subkortikalen Kerngebiete beeinflussen würden. Der Nucl. subthalamicus weist zudem Efferenzen zum anterioren cingulären Kortex auf (Alexander et al., 1990), weshalb es auch denkbar wäre, dass eine Verbindung über diese Struktur, welche im Netzwerk der Raumorientierung eine Rolle spielt (Nobre et al., 1997), zur Neglect- Symptomatik beiträgt. Zu diskutieren ist allerdings, weshalb das Neglect-Phänomen nur in der Stimulationsbedingung re Off/ li On beobachtet wird und nicht auch bei entgegengesetzter Stimulation. Diverse Studien haben bereits die Rolle der Basalganglien bzgl. der Raumorientierung untersucht, z.B. konnte in einem Tierversuch mit gesunden Ratten gezeigt werden, dass eine einseitige STN-Läsion eine bevorzugte Orientierung zur kontraläsionalen Seite nach sich zog (Henderson et al., 1999; Henderson et al., 1998). Eine weitere Verhaltensstudie mit gesunden Affen untersuchte deren Raumorientierung nach Läsionen innerhalb der nicht-motorischen Anteile des Globus pallidus externus (GPe). Hier zeigte sich eine vermehrte Aufmerksamkeitszuwendung zur kontraläsionalen Seite im Vergleich zum betroffenen GPe, wobei diese Ergebnisse sowohl für eine linke, als auch für eine rechte GPe-Läsion gelten (Grabli et al., 2004). Aus diesen Ergebnissen wurde geschlussfolgert, dass ein dopaminerges Missverhältnis innerhalb der kortiko-subkortikalen Regelschleifen einerseits zu einer vermehrten Zuwendung der kontraläsionalen und andererseits zu einer Vernachlässigung der ipsilateralen Seite führen würde (Milton et al., 2004). Wenn man sich das Modell der Basalganglien, welches in **Abbildung 24** dargestellt ist, und die dazugehörigen thalamo-kortikalen Regelschleifen vor Augen führt, sind folgende Interaktionen relevant:

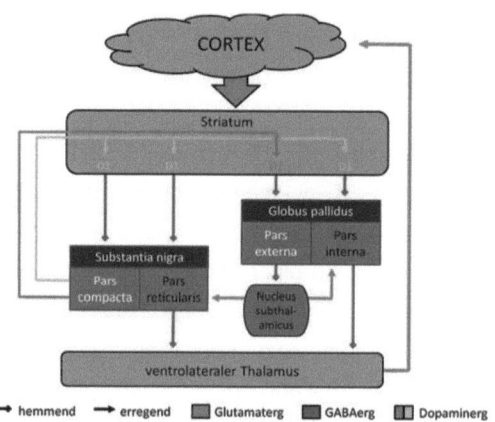

Abbildung 24: Basalganglien, Schematische Darstellung der Interaktion der Basalganglien. Die Basalganglien sind in eine komplexe Regelschleife (*loop*) eingebunden, die von der Großhirnrinde ausgeht und über die Basalganglien und den Thalamus zurück zum Großhirn (Frontallappen) verläuft. Von fast der gesamten Großhirnrinde, genauer von den Neuronen der Schicht V, gelangen bis auf wenige Ausnahmen (primär visueller und auditiver Kortex) Informationen zum Striatum als der *Eingangsstation der Basalganglien* in Form kortiko-striataler Verbindungen (exzitatorische glutamaterge Transmission). Über die *Ausgangsstation der Basalganglien*, die Substantia nigra, pars reticulatis (SNr) und den Globus pallidus internus (GPi) (zusammen Pallidum genannt), gelangt die von den Basalganglien verarbeitete Endinformation (inhibitorisch GABA-erge Transmission) zum Thalamus und dort (exzitatorisch, glutamaterg) primär zur frontalen Hirnrinde zurück. (Quelle: Wikipedia).

---

4. Diskussion

Die Substantia nigra, pars compacta (SNc), innerviert dopaminerg das Striatum sowie beide Teile des Globus pallidus (GPe und GPi) (Smith and Kieval, 2000). Der überwiegende Anteil der dopaminergen Neurone innerviert jedoch das Striatum, wobei aufgrund der unterschiedlichen Rezeptoren sowohl eine exzitatorische, als auch eine inhibitorische Wirkung auf die Projektionsneurone erzielt werden kann. Dabei spielen vor allem D1- und D2-Rezeptoren eine Rolle (Aizman et al., 2000), wobei die Stimulation von D1-Rezeptoren zu einer Aktivierung GABAerger Striatumneurone führt, während D2-Rezeptoren eine inhibitorische Wirkung vermitteln (Alexander et al., 1990). Die SNc moduliert die Aktivität der Projektionsneurone im GPi und in der Substantia nigra, pars reticularis (SNr), als sog. *Ausgangsstation der Basalganglien*, zum einen über den direkten, zum anderen über den indirekten Weg (Penney and Young, 1983). Bei der direkten (exzitatorischen) Verbindung vom Striatum zum Pallidum (GPi und SNr) kommt es zu einer Disinhibition, weil sowohl das Striatum als auch der GPi GABAerg, also hemmend sind und eine direkte Projektion des Striatum auf den GPi zu einer Hemmung der Hemmung führt. Daraus resultiert nun eine Erregung des Thalamus bzw. der Großhirnrinde. Beim indirekten Weg hemmt das Striatum den GPe, welcher den STN hemmt, so dass es hier wieder zu einer Hemmung der Hemmung kommt, der STN also erregt ist. Dieser wirkt nun aktivierend auf den GPi und die SNr, welche dann ihrerseits den Thalamus und somit auch die Großhirnrinde hemmen (Wichmann and DeLong, 2003). Einseitige Läsionen im indirekten Weg (STN und GPe), mit einem Mangel an Dopamin als Transmitter, führen zu einer Überaktivierung des STN, welcher die inhibitorische Ausflussbahn des Globus pallidus aktiviert. Somit wird die erregende thalamo-kortikale Bahn durch eine fehlaktivierte Ausflussbahn der Basalganglien gehemmt und es kommt zu einer Verminderung der exzitatorischen Wirkung des Thalamus. Tierexperimentelle Studien zeigten, dass aus diesem dopaminergen kortiko-subkortikalen Missverhältnis eine vermehrte Aufmerksamkeitszuwendung zur kontraläsionalen Seite resultiert, während gleichzeitig die Beachtung der ipsilateralen Seite reduziert ist (Milton et al., 2004). Eine verminderte Dopaminfreisetzung, was Folge einer unilateralen SNc-Läsion ist, führt folglich zu einer vermehrten STN-Aktivität und somit indirekt zur ipsilateralen kortikalen Inhibition und über diesen Weg vermutlich auch zu einer Modifikation des Aufmerksamkeitsfokus. Im Falle einer zusätzlichen STN-Läsion bei einer hemiparkinson Ratte würde sich diese zuvor beschriebene

Orientierungstendenz vermindern (Henderson et al., 1999). Hochfrequente DBS generieren Spikes in STN Neuronen und blockieren auf diese Art und Weise deren spontane Aktivität (Garcia et al., 2003). Mit Hilfe dieses Mechanismus könnte der pathologischen Überaktivierung des STN und deren Folgen (kortikale Inhibition mit Akinese und Rigor) beim Morbus Parkinson entgegengewirkt werden (Obeso et al., 2000; Bergman et al., 1990). Die in der vorliegenden Studie untersuchten Patienten zeigten alle bilaterale Parkinsonsymptome, so dass man, den oben aufgeführten Erläuterungen zufolge, bei unilateraler STN Stimulation (also jeweils nur der rechte oder linke Stimulator eingeschaltet) eine kontralaterale Aufmerksamkeitszuwendung erwarten würde. Allerdings zeigten sich in den zuvor dargelegten Ergebnissen dieser Studie ausschließlich bei linksseitiger STN-DBS eine verminderte Aufmerksamkeitszuwendung des linken und ein Trend für eine längere Fixationszeit innerhalb des rechten Aufmerksamkeitsbereiches. Diese Beobachtung lässt sich durch die Spezialisierung des menschlichen Gehirns in eine dominante und eine nicht-dominante Hemisphäre erklären, wobei die nicht-dominante, meistens rechte Hemisphäre für die Raumorientierung und die dominante, linke Hemisphäre für die Sprache verantwortlich ist (Becker and Karnath, 2007). Bei Tieren hingegen wird die Aufmerksamkeitsausrichtung im Raum von beiden Hemisphären in gleichem Ausmaß gesteuert, da das Gehirn im Gegensatz zum Menschen keine Lateralisierung zeigt. Im Gegensatz zu den Tierversuchen, bei welchen rein unilaterale Läsionen der nigro-striatalen Projektionsbahn untersucht wurden, wiesen die in dieser Studie getesteten Parkinson-Patienten alle ein bilaterales hypokinetisches Syndrom auf. Um ein Parkinsonsyndrom bei nicht humanen Primaten und Nagetieren zu induzieren, kann die Substanz 1-Methyl-4-Phenyl-1,2,3,6-Tetrahydropyridin (MPTP) verwendet werden (Wu et al., 2003). Diese ist ein Nebenprodukt, das bei der Synthese der Designerdroge 1-Methyl-4-phenyl-4-propion-oxy-piperidin (MPPP) entsteht. Seit der Entdeckung 1982, dass MPTP nach Verabreichung ein Parkinsonsyndrom induziert, wurde es extensiv als Tiermodell für die Forschung genutzt. Es zeigten sich die typischen Charakteristika der Parkinson Erkrankung, wie z.B. Rigidität, Verlangsamung der Bewegungen, posturale Instabilität und auch *freezing* Phänomene. Neuropathologische Studien haben gezeigt, dass die Gabe von MPTP zu einer Dysfunktion der mitochondrialen oxidativen Phosphorylierung, zu oxidativem Stress, Degeneration dopaminerger Neurone in der SNc und zu einer Abnahme der striatalen Dopaminkonzentration führt. Ferner wird eine vermehrte Expression inflammatorischer Marker festgestellt. Allerdings fehlen zwei wichtige und typische neuropathologische Merkmale im Vergleich zur Parkinson Erkrankung im MPTP-Modell: In den meisten Studien beschränkt sich bei MPTP-Toxizität die Degeneration auf die SNc; andere Kerngebiete mit pigmentierten Zellen sind im Gegensatz zur Parkinson Erkrankung nicht betroffen. Ferner werden bei MPTP Toxizität keine intraneuralen Einschlüsse, sogenannte Lewy Körper, die charakteristisch für die Parkinson Erkrankung sind, nachgewiesen. Man kann also selbst dieses nahezu perfekte Modell nicht in vollem Umfang auf das getestete Patientenkollektiv übertragen (Dehmer et al., 2000; Wu et al., 2003; Eberhardt and Schulz, 2003; Eberhardt et al., 2000).

Des Weiteren zeigten vorausgegangene Studien, welche ebenfalls die visuelle Aufmerksamkeitsverteilung im Raum untersuchten, eine Aktivierung des rechten Gyrus cinguli anterior (ACC), des intraparietalen Sulcus des rechten Cortex parietalis posterior, sowie der mesialen und lateralen prämotorischen Kortizes (Schroeder et al., 2002; Limousin et al., 1997). Der STN ist über die kortiko-subkortikale Schleife mit dem rechten Gyrus cinguli anterior verbunden (Hamani et al., 2004) und scheint diesen während der Raumorientierung zu beeinflussen (Nobre et al., 1997).

Die Imbalance innerhalb der kortiko-subkortikalen Regelschleifen, welche durch die linksseitige STN-DBS, also re Off/ li On, verursacht wurde, ähnelt einem linksseitigen Hemiparkinson mit einer relativ hypodopaminergen rechten Hemisphäre. Bei Patienten mit einem linksseitig-betonten Morbus Parkinson zeigte sich in vorausgegangenen Studien eine vermehrte Aufmerksamkeitsausrichtung zur rechten Seite (Ebersbach et al., 1996; Starkstein et al., 1987; Villardita et al., 1983). Des Weiteren beschrieben Lee et al. (Lee et al., 2001), dass die Ausprägung des Schweregrades eines Neglects von äußeren Umständen beeinflusst werden könne. So käme unter Zeitdruck, wie z.B. beim Shakashita-Test, die Neglect-Symptomatik viel stärker zum Ausdruck, als dies bei einem zeitunabhängigen Test, wie z.B. beim Eye-tracking, der Fall sei. Diese These konnte in der vorliegenden Studie nicht bestätigt werden: beim Shakashita-Test zeigten sich trotz Zeitdruck keine signifikanten Unterschiede bzgl. der Faktoren Stimulationsbedingung und Aufmerksamkeitsverteilung. Hingegen konnte beim Eye-tracking in der Stimulationsbedingung re Off/ li On eine kürzere Fixationsdauer innerhalb des linken

Aufmerksamkeitsbereiches, verglichen mit den Stimulationsbedingungen re On/ li On und re On/ li Off, sowie ein Trend für längere Fixationszeiten bei derselben Stimulationsbedingung (re Off/ li On) im rechten Aufmerksamkeitsbereich im Vergleich zur Stimulationsbedingung re On/ li Off nachgewiesen werden.

4.3 Visueller, spatialer Aufmerksamkeitstest (Shakashita)

Die visuelle Wahrnehmung und die motorischen Komponenten und Symptome eines Neglects sind nach wie vor Gegenstand kontroverser Diskussionen (Husain et al., 2000; Bisiach et al., 1990; Heilman and Valenstein, 1979; Mattingley et al., 1998). In der vorliegenden Studie hatten die Patienten beim Shakashita-Test die Aufgabe, auf die präsentierten Stimuli separat, einmal mit der rechten, dann mit der linken Hand zu reagieren. Auf diese Art und Weise war gewährleistet, dass zu jeder Stimulationsbedingung seitengetrennt und separat die hemispatialen und hemimotorischen Beeinträchtigungen ausgewertet werden konnten. So würden bei einem rein hemispatialen Neglect sowohl die dominante, als auch die nicht-dominante Hand das Ergebnis des Neglects erbringen. Andernfalls würde ein nur einhändig auftretender Neglect auf eine hemimotorische Beeinträchtigung schließen lassen. Vorausgehende Studien (Witt et al., 2006) haben gezeigt, dass bei einseitig linksseitiger Stimulation die Patienten sowohl mit der dominanten, als auch mit der nicht-dominanten Hand einen hemispatialen Neglect zeigten. Aus diesen Ergebnissen konnte geschlussfolgert werden, dass linksseitige STN-DBS zu einer Beeinträchtigung der räumlichen Wahrnehmung führt und nicht als Folge einer hemimotorischen Läsion zu werten ist. In der vorliegenden Studie konnte jedoch kein Zusammenhang zwischen der Stimulationsbedingung und der Aufmerksamkeitsverteilung dargestellt werden, so dass entgegen vorherigen Studien kein Neglect nachgewiesen werden konnte. Mögliche Erklärungen hierfür werden im Abschnitt 4.3.1 beschrieben. Allerdings zeigte sich bei den Patienten mit einem linksseitigen Krankheitsbeginn eine deutliche Verlängerung der Reaktionszeiten im gesamten Aufmerksamkeitsbereich im Vergleich zu den Patienten, die einen rechtsseitigen Beginn aufweisen. Bei Parkinson-Patienten ist in den meisten Fällen die im Verlauf krankheitsdominierende Körperhälfte mit der Seite des Krankheitsbeginns identisch (Houeto et al., 2002). Bei den Patienten mit einem linksseitigen Erkrankungsbeginn ist die rechte Hirnhälfte relativ hypodopaminerg, so dass man auf Grund der längeren Reaktionszeiten von einer unspezifischen

Verminderung bei der Aufrechterhaltung der Aufmerksamkeit ausgehen kann. Ausschließlich eine einseitige Zuwendung, bzw. die Missachtung der anderen Seite, wären beweisend für eine spezifische Verschiebung der Raumorientierung. Zu überlegen ist jedoch, weshalb eine einseitige STN-Stimulation nicht zu ähnlichen Ergebnissen führt. Möglicherweise liegt die Erklärung hierfür in der Versuchsanordnung des Shakashita-Tests: Die Patienten reagierten auf den präsentierten Stimulus mit Druck des Zeigefingers oder Daumens auf die Leertaste. Die Finger sind der am weitesten distal liegende Bereich der oberen Extremität. Vorherige Studien haben gezeigt, dass die STN-Stimulation zwar die Akinese der Arme (also proximal gelegen) reduziert und so zu einer Verbesserung der Motorik führt, während hingegen die Hände mitsamt den Fingern (im Vergleich zu den Armen weiter distal gelegen) nicht in dieser Form von der STN-DBS profitieren (Wenzelburger et al., 2003). Folglich wäre ein Effekt durch die Stimulation, welcher mit Hilfe der distalen Extremität beurteilt werden soll (wie hier im Shakashita-Test) nur eingeschränkt auswertbar.

4.3.1 Limitationen

Als mögliche Ursache für die fehlenden signifikanten Ergebnisse in Bezug auf die Stimulationsbedingungen im Shakashita-Test könnte man zum einen das Patientenkollektiv und die Schwere der Erkrankung heranziehen. Die Patienten wiesen im Allgemeinen längere Reaktionszeiten im Vergleich zu vorangegangen Studien auf (Witt et al., 2006), so dass dieses generell schlechtere Ergebnis die ohnehin schwach erwartete Neglect-Symptomatik möglicherweise überlagert hat. Eine stärkere Ausprägung der parkinson-typischen Symptome wie Rigor, Tremor oder Bradykinese, als bei zuvor getesteten Patientenkollektiven, könnte ebenfalls die nicht-bestätigte Hypothese erklären. Zum anderen könnten die Länge des Testdurchlaufs von 2,5 Stunden und der medikamentöse Off-Zustand zu Müdigkeit und Konzentrationsstörungen geführt und somit die Ergebnisse verzerrt haben.

4.4 Zusammenhang zwischen dem STN und der Okulomotorik

Verschiedene Studien haben den Einfluss der Basalganglien, und dabei speziell den des STN, auf die okulomotorischen Funktionen untersucht (Nambu et al., 1996; Matsumura et al., 1992). Auf die gleiche Art und Weise wie die Basalganglien im Allgemeinen die motorische Aktivität regulieren, sind sie, zusammen mit den frontostriatalen Bahnen, für die Kontrolle von willkürlichen Sakkaden verantwortlich (Hikosaka et al., 2000). Fronto-striatale, visuelle Impulse werden zunächst über inhibitorische GABAerge Projektionsbahnen zur SNr und von dort weiter zum Colliculus superior (SC) geleitet (Hikosaka and Wurtz, 1989). Der STN ist sowohl ein Teil dieser okulomotorischen Basalganglienschleife, als auch durch einige Fasern direkt mit dem frontalen Augenfeld (FEF) verbunden (Huerta et al., 1986; Stanton et al., 1988), was durch eine Registrierung okulomotorischer Aktivität in subthalamischen Neuronen objektiviert werden konnte (Matsumura et al., 1992; Fawcett et al., 2005). So ist der STN durch glutamaterge, exzitatorische Fasern mit der SNr verbunden und bewirkt durch eine Aktivitätssteigerung während visuell getriggerter Sakkaden sowohl eine Inhibition ungewollter, als auch eine Unterstützung zielgerichteter Sakkaden (Matsumura et al., 1992; Hikosaka et al., 2000; Fawcett et al., 2005). Folglich würde eine Veränderung der STN-SNr-Achse, wie dies beim Morbus Parkinson durch einen Dopaminverlust der Fall ist, zu einer eingeschränkten Kontrolle der Okulomotorik durch den SC führen. So zeigte sich z.B. in Tierversuchen mit Affen, dass eine unilaterale GABAerge Inaktivierung des STN zu einer Blickdeviation der kontralateralen Seite führt (Baron et al., 2002). Bei Patienten mit einem schweren Morbus Parkinson konnten bessere Resultate von Gedächtnissakkaden unter STN-Stimulation erzielt werden (Rivaud-Pechoux et al., 2000), da durch die Stimulation ein größerer Output seitens der Basalganglien erreicht wird, welcher die Funktionen der Zielstrukturen (Thalamus, thalamo-kortikale Basalganglienschleife, Colliculi superiores) positiv beeinflusst (Yugeta et al., 2010). Allgemein lässt sich der Effekt der STN-DBS auf Sakkaden so beschreiben, dass bei reflektorischen Sakkaden die Latenzzeiten vermindert und die Zielgenauigkeit der Amplituden vergrößert werden, die Rate an Gedächtnissakkaden steigt und der Anteil an ungewollten, unterbrechenden Sakkaden während einer Fixation sinkt (Yugeta et al., 2010). Allerdings zeigte sich bei reflektorischen Sakkaden (getriggert durch ein plötzlich neu auftretendes Ziel im Augenfeld) eine Generierung derselben im posterioren parietalen Cortex (PPC) mit direkter Verbindung zum SC, ohne vorherige Modulation durch die Basalganglienschleife (Pierrot-Deseilligny, 1994), so dass im Vergleich zu den willkürlichen Sakkaden von einer geringeren Beeinflussung durch die STN-DBS ausgegangen werden kann (Briand et al., 1999; Kori et al., 1995; Fukushima et al., 1994). Willkürliche Sakkaden imponieren bereits in den Anfangsstadien des Morbus Parkinson als hypometrisch und verzögert (Sauleau et al., 2008; Briand et al., 2001; Briand et al., 1999), während hingegen reflektorische Sakkaden erst im fortgeschrittenen Krankheitsstadium beeinträchtigt sind (White et al., 1983; Warabi et al., 1986; Rascol et al., 1989; Kitagawa et al., 1994). In der vorliegenden Studie wurden zwar nicht die Latenz und die Einstellbewegung auf ein Objekt gemessen, sondern vielmehr die Anzahl, die Dauer und die Maximalgeschwindigkeit. Hier konnten allerdings für die drei untersuchten Faktoren und die Stimulationsbedingungen keine signifikanten Unterschiede festgestellt werden. Intraoperativ werden bei der Elektrodenimplantation in den STN bei einseitiger Stimulation gelegentlich Blickdeviationen zur kontralateralen Seite beobachtet, die bei beidseitiger Stimulation sofort verschwinden, wobei diese Deviationen genau an jener Stelle festgestellt wurden, welche den besten Antiparkinsoneffekt zeigte (Sauleau et al., 2007). Des Weiteren wurden Blickdeviationen bei einer unilateralen Stimulation oberhalb des STN beobachtet, wobei hier erst höhere Voltzahlen das gleiche Phänomen zeigten, so dass man daraus schlussfolgern kann, dass die Stimulation von Fasern, welche vom frontalen Augenfeld kommend, in den STN eintreten, ebenfalls zu einer kontralateralen Blickdeviation führt (Sauleau et al., 2007). In der vorliegenden Studie konnten bei den Parkinson-Patienten nach einseitiger STN Stimulation keine Blickdeviationen bei den einzelnen Stimulationsbedingungen festgestellt werden. Wenn eine einseitige STN Stimulation zu einer Imbalance innerhalb des okulomotorischen Systems und somit zu einer Blickdeviation zur kontralateralen Seite führen würde, müsste man bei jeder einseitigen Stimulationsbedingung eine symmetrische Verschiebung der Fixationszeit zur ipsilateralen Seite erwarten. Bei den getesteten Patienten zeigte sich aber nur während der Stimulationsbedingung re Off/ li On eine verminderte Fixationsdauer innerhalb des linken und ein Trend für eine längere Fixationsdauer innerhalb des rechten Aufmerksamkeitsbereiches. Dieses Ergebnis spricht somit gegen die These, dass die beobachteten Lateralisierungen in der Raumorientierung durch eine Veränderung des okulomotorischen Systems verursacht seien.

4.6 Die Rolle des STN bei der emotionalen Informationsverarbeitung

Der Einfluss der Basalganglien auf die emotionale Prozessverarbeitung wurde bisher in wenigen Studien untersucht. Ein Erklärungsmodell hierzu beschreibt ein in medialen Anteilen des STN definiertes Areal, welches in enger Verbindung zum limbischen System steht (Alexander et al., 1990; Parent and Hazrati, 1995b). In diesem limbischen kortiko-subkortikalen Netzwerk würde somit der STN sowohl zum ventralen Striatum, ventralen Pallidum und zur Area tegmentalis ventralis (Alexander et al., 1990; Groenewegen and Berendse, 1990), als auch zu limbischen präfrontalen Kortexarealen in direkter Beziehung stehen (Parent and Hazrati, 1995b; Kolomiets et al., 2001). Dieser Zusammenhang ließe den Schluss zu, dass STN-DBS diese limbische Basalganglienschleife beeinflussen und somit die emotionale Prozessverarbeitung modulieren könne. Stimulus-assoziierte Erregung emotionaler Information wurde bislang speziell den Amygdalae zugeschrieben, weil Patienten mit einer Läsion dieses Hirnareals sowohl eine Minderung von Emotionen, als auch ein geändertes Furcht- und Angstverhalten zeigten (Bechara et al., 1995; Glascher and Adolphs, 2003). Die Amygdala projiziert zu den ventralen und kaudalen Anteilen des Striatums, zum Putamen und zum ventralen Pallidum und könnte durch diese Verbindungen ebenfalls den STN indirekt beeinflussen (Amaral and Insausti, 1992). Einen Beweis für die direkte Beteiligung des STN an der Verarbeitung von Emotionen liefern die dort abgeleiteten lokalen Frequenzspektren, welche eine signifikante Verminderung ihrer Alphaaktivität (normal 8 – 12 Hz) beim Betrachten von emotional geladenen Bildern zeigten (Kühn et al., 2005). Prinzipiell können zwei verschiedene emotionale Kategorien diese Veränderung in der Alphafrequenz hervorrufen: zum einen die *affektive Valenz*, die von *unpleasant* bis *pleasant* reicht und so ermittelt, wie angenehm oder schön etwas bewertet wird und zum anderen die Kategorie *arousal*, welche die hervorgerufene Erregung oder Erweckung in dem Betrachter beschreibt und sich zwischen *calm* und *excited* bewegt. Diese beiden Dimensionen der emotionalen Prozessverarbeitung werden, zumindest in Anteilen, von verschiedenen neuronalen Systemen beeinflusst (Damasio, 1996; Lane et al., 1999; Glascher and Adolphs, 2003). In welchem Ausmaß die Kategorie *valence* oder *arousal* den STN beeinflusst, kann ebenfalls anhand der *event related desynchronisation* (ERD) der abgeleiteten Frequenzspektren der Alphaaktivität objektiviert werden. Die Latenzzeit zwischen Stimuluspräsentation und Änderung der Frequenzbänder des STN beträgt 150 ms, wobei das abgeleitete Maximum nach ca. 350 ms erreicht wird (Kühn et al., 2005), was auf die ausgeprägte kortikale Kontrolle während dieser Beurteilung emotionaler Stimuli zurückzuführen ist (Olofsson et al., 2008). Vorausgegangene Studien haben gezeigt, dass Bilder mit einem hohen *pleasure*-Faktor, im Gegensatz zu neutralen Stimuli, eine ausgeprägte ERD verursachen (Brücke et al., 2007). Interessanterweise konnte lediglich eine Änderung der ERD in Abhängigkeit von der *valence* festgestellt werden, völlig unabhängig von der Wertigkeit des dabei gleichzeitig präsentierten *arousal*-Faktors (Brücke et al., 2007). Des Weiteren korreliert die Bewertung der *valence* seitens des Patienten mit der gemessenen ERD positiv, jedoch nicht die des *arousal*. Aus diesen zwei Ergebnissen kann man schlussfolgern, dass der STN an der emotionalen Prozessverarbeitung von *valence*-assoziierten Stimuli beteiligt ist (Brücke et al., 2007). Eine weitere Studie von Kühn et al. (2005) konnte eine Desynchronisierung der Alphaaktivität generell bei emotionsgeladenen Bildern, also sowohl bei *pleasant*, als auch bei *unpleasant* Stimuli, nachweisen. Hingegen zeigte sich bei neutralen Bildern keine Änderung der Alphafrequenz (Kühn et al., 2005). In der vorliegenden Studie wurden diejenigen Bilder aus dem IAPS ausgewählt, welche ein mittleres *pleasure*-Niveau von 4,5 bis 5,5 aufwiesen, wobei die Kategorie *arousal* das komplette Spektrum von eins bis neun umfasste (s. **Abbildung 8**). Die Patienten hatten also die Aufgabe, die Bilder lediglich bzgl. ihres *arousal* zu bewerten, wobei sich jedoch keine signifikanten Unterschiede hinsichtlich der Faktoren Bewertung und Stimulationsbedingung zeigten. Im Gegensatz zu vorangegangenen Studien, bei welchen die Änderung der Alphaaktivität gemessen und somit die ERD objektiviert wurde, gaben die Patienten in dieser Studie lediglich ihre rein subjektive Bewertung, ohne apparative Kontrolle ab, so dass über eine gleichzeitige, eventuelle Aktivität des STN keine Aussage gemacht werden kann. Trotzdem ist davon auszugehen, dass die emotionale Verarbeitung, die damit verbundene Änderung der Alphaaktivität und die Bewertung der Bilder in einem kohärenten Zusammenhang stehen. Eine weitere Erklärungsmöglichkeit für die fehlende Beziehung zwischen der Bewertung und der Stimulationsbedingung könnte die affektive Verflachung sein, die bei einigen Parkinson Patienten beschrieben wird (Benke et al., 1998; Sprengelmeyer et al., 2003; Dujardin et al., 2004a), so dass der STN zwar in die emotionale Informationsverarbeitung integriert ist, die Wahrnehmung und das Empfinden für *arousal* allerdings so vermindert ist, dass es krankheitsbedingt zu keiner emotionalen Regung kommt. Obwohl es keinen experimentellen Beweis gibt, der diese These stützt, könnte dieser Ansatz eine mögliche Erklärung für die fehlende Korrelation zwischen der Stimulationsbedingung und dem emotionalen Empfinden sein. Eine weitere mögliche Limitation dieser Studie könnte das IAPS sein, dessen

Bilderdatenset sich auf die Bewertung von Gesunden stützt und keine Beurteilung von Parkinson-Patienten umfasst. Möglicherweise werden emotionsgeladene Bilder anders verarbeitet und bewertet, als dies bei Gesunden der Fall ist. Trotzdem wurden die gespiegelten, neutralen Landschaftsbilder, welche nicht dem IAPS entstammten, insgesamt niedriger, also als weniger aufregend, eingestuft, so dass man von einer Differenzierung zwischen neutralen und emotionsgeladenen Bildern ausgehen kann. Des Weiteren ist fraglich, ob das Studiendesign mit 15 getesteten Patienten und den randomisiert zu drei Stimulationsbedingungen zugeordneten drei Bildersets eine ausreichend große Anzahl an Ergebnissen darstellt. Die Kombination aus drei Stimulationsbedingungen und drei Bildersets ergibt neun verschiedene Möglichkeiten, so dass die Ergebnisse der drei Testdurchläufe pro Person, also 45, auf diese neun Gruppen verteilt wurden. Somit ist fraglich, inwieweit eine valide Aussage bei diesem kleinen Kollektiv möglich ist.

Zusammenfassend zeigen unterschiedliche Verhaltensexperimente, dass der inhibitorische Einfluss des STN dem Gehirn beim Antwortverhalten Zeit lässt – dieser indirekte Weg des STN also eine zusätzliche inhibitorische Komponente besitzt (Ballanger et al.; Frank et al., 2007). Hieraus leitet sich die Vermutung ab, dass der STN besonders für die Integration motorischer Handlungsentwürfe, aber auch kognitiv und vermutlich auch für emotional beeinflusste Entscheidungen, verantwortlich ist (Volkmann et al., in press). Da in der vorliegenden Arbeit jedoch „nur" eine Bewertung von emotionalen Bildern untersucht wurde und diese nicht im Kontext einer Handlungskontrolle oder einer spezifischeren Entscheidungsfindung standen, könnte der Testaufbau per se für die spezifische Untersuchung der Reaktion auf emotional geladene Bilder ungeeignet sein. Der gewählte Testaufbau ist vielmehr zur Beantwortung der eigentlichen Fragestellung hinsichtlich der Aufmerksamkeitsverteilung gewählt worden.

II. Zusammenfassung

Morbus Parkinson ist eine Erkrankung der Basalganglien, bei der motorische Symptome wie Rigor, Tremor, Hypo- bis Akinese und eine posturale Instabilität im Vordergrund stehen. Allerdings gibt es widersprüchliche Aussagen über den Einfluss der Basalganglien bzgl. der Ausrichtung der Aufmerksamkeit im Raum. Die meisten Studien zu diesem Thema untersuchten Patienten mit umschriebenen subkortikalen Läsionen (Hirninfarkte und Blutungen), deren Ausdehnung unterschiedlich und deren Pathologie nicht immer streng auf die Basalganglien bezogen waren. Mit Hilfe der tiefen Hirnstimulation des Nucleus subthalamicus (STN-DBS) gelingt es, den Tonus der Basalganglienschleifen individuell, reversibel und seitenbezogen zu untersuchen. Der STN gilt außerdem als ein Bindeglied bei der Integration motorischer, kognitiver und emotionaler Informationen. In der vorliegenden Studie wurden 15 Parkinson-Patienten mit STN-DBS untersucht, wobei in einem randomisierten doppelblinden Studiendesign jeweils nur die rechte, nur die linke oder beide Elektroden eingeschaltet waren. In diesen drei Bedingungen betrachteten und bewerteten die Patienten Bildersets und parallel hierzu wurden die Augen- bzw. Blickbewegungen aufgezeichnet (SensoMotoric Instruments) und für jede STN-DBS Bedingung separat ausgewertet (BeGaze II). Neben der Fixationsdauer innerhalb des Aufmerksamkeitsbereiches wurden auch die Sakkaden analysiert und die gezeigten Bilder wurden von den Patienten hinsichtlich der Eigenschaft „Erregung" (arousal) bewertet. Das Bildmaterial bestand zu einem Drittel aus gespiegelten Landschaftsbildern und zu zwei Dritteln aus Bildern aus dem International Affective Picture System (IAPS). Zusätzlich absolvierte jeder Patient, ebenfalls zu den drei Stimulationsbedingungen, einen visuellen, spatialen Aufmerksamkeitstest, welcher sensitiv für eine Neglect-Symptomatik ist (Shakashita-Test). Beim Betrachten der Bilder zeigte sich hinsichtlich der Orientierung im Raum in der Stimulationsbedingung rechts Off/ links On eine verminderte Betrachtungsdauer des linken Bildbereiches im Vergleich zu den Stimulationsbedingungen rechts On/ links Off und rechts On/ links On, sowie ein Trend zur längeren Fixationsdauer im rechten Aufmerksamkeitsbereich in derselben Stimulationsbedingung (rechts Off/ links On) im Vergleich zur Stimulationsbedingung rechts On/ links Off. Der visuelle, spatiale Aufmerksamkeitstest ergab hingegen keine signifikanten Lateralisierungstendenzen in den einzelnen Stimulationsbedingungen. Die bei der Bildbetrachtung aufgezeichneten Sakkaden zeigten keine Änderung in

Anzahl, Dauer und Maximalgeschwindigkeit in Abhängigkeit von der Stimulationsbedingung. Bei der Analyse der Bildbewertung konnte keine Änderung der *arousal*-Bewertung beim Wechsel der Stimulationsbedingung beobachtet werden. Somit zeigen die Ergebnisse während einer unilateralen linksseitigen STN-DBS eine Vernachlässigung des ipsilateralen, extrapersonellen Raumes. Diese Veränderung der räumlichen Orientierung lässt sich nicht durch eine veränderte Blickmotorik erklären. Die fehlende Replikation dieses Ergebnisses im visuellen, spatialen Aufmerksamkeitstest mag an Störungen der Konzentration und der motorischen Handlungskontrolle, welche dieser Test im Gegensatz zur Augenbewegungsanalyse aufweist, liegen. Die Vernachlässigung des linken Bild- und somit auch Aufmerksamkeitsbereiches während der Stimulationsbedingung rechts Off/ links On zeigt, dass der rechte STN in das Netzwerk der Raumorientierung integriert ist und dieses Netzwerk beeinflussen kann. Diese Lateralisation (Neglect-Symptomatik bei ausgeschalteter rechter Elektrode) ist gut mit der Annahme der Dominanz der rechten Hemisphäre bezüglich der Aufrechterhaltung und der Verteilung der Aufmerksamkeit im Raum vereinbar.

II. Zusammenfassung

III. Abstract (Deutsche Gesellschaft für Neurologie 2009)

Präsentation des Themas auf dem Kongress der Deutschen Gesellschaft für Neurologie (DGN), 23. – 26.09.2009 in Nürnberg.

Veröffentlichung des Abstracts in der Fachzeitschrift „Aktuelle Neurologie", September 2009, S47 – S226, 36. Jahrgang, Thieme Verlag, Seite 163, P636.

Ist der Nucleus subthalamicus an der Raumorientierung beteiligt?

V. Günther, B. Schmalbach, J. Volkmann, D. Falk, K. Witt
Kiel

Einleitung: Es gibt widersprüchliche Aussagen über den Einfluss der Basalganglien bezüglich der Ausrichtung der Aufmerksamkeit im Raum. Die meisten Studien zu diesem Thema untersuchten Patienten mit umschriebenen subkortikalen Läsionen (Hirninfarkte und Blutungen), deren Ausdehnung oft recht unterschiedlich und deren Pathologie nicht immer streng auf die Basalganglien bezogen waren. Mit Hilfe der tiefen Hirnstimulation des Nucleus subthalamicus (STN-DBS) gelingt es, den Tonus der Basalganglienschleifen individuell, reversibel und seitenbezogen zu untersuchen.

Fragestellung: Führt die unilaterale STN-DBS zu einer Änderung der Raumorientierung bei Patienten mit einem Morbus Parkinson?

Methodik: Hierzu untersuchten wir 9 Patienten mit STN-DBS, wobei jeweils nur die rechte, nur die linke oder beide Elektroden eingeschaltet waren. In diesen Bedingungen betrachteten die Patienten Bildersets und parallel hierzu wurden die Augen- bzw. Blickbewegungen aufgezeichnet (SensoMotoric Instruments) und für jede STN-DBS Bedingung separat ausgewertet (BeGaze II).

Ergebnisse: In der Stimulationsbedingung mit linksseitig eingeschalteter Elektrode und rechtsseitig ausgeschalteter Elektrode zeigte sich bei 5 von 9 Patienten eine deutliche Orientierung zur rechten Seite, während in den anderen Stimulationsbedingungen keine systematischen Abweichungen zu erkennen waren.

Schlussfolgerung: Die unilaterale linksseitige STN-DBS führt zu einer Bevorzugung des kontralateralen Blickfeldes bzw. zu einer Vernachlässigung des ipsilateralen Blickfeldes. Diese Beobachtung ist vereinbar mit der Annahme, dass der rechte STN in funktioneller Verbindung mit dem rechtshemisphärischen Netzwerk der Raumorientierung steht.

IV. Abkürzungsverzeichnis

AC	anteriore Commissur
ACC	anteriorer cingulärer Cortex
AOI	area of interest
COMT	Catechol-O-Methyl-Transferase
DBS	deep brain stimulation
dlPFC	dorsolateraler präfrontaler Cortex
EBN	exzitatorische Burst-Neurone
EFE	emotional facial expressions
ERD	event-related desynchronisation
FEF	frontal eye field
GPe	Globus pallidus externus
GPi	Globus pallidus internus
IAPS	International Affective Picture System
IBN	inhibitorische Burst-Neurone
L-Dopa	Levodopa
LFP	lokale Feldpotentiale
LLBN	Long-Lead Burst Neurone
MAO-I	Monoaminoxidase-Inhibitoren
MMST	Mini-Mental-Status-Test
PC	posteriore Commissur
PD	Parkinson`s Disease
PET	Positronen-Emissions-Tomographie
PPRF	paramediane pontine retikuläre Formation
RCI	Reliable Change Index
riMLF	rostral interstitial nucleus of medial longitudinal fasciculus
RZ	Reaktionszeit
SAM	self-assessment manikin
SC	Colliculi superiores
SD	Standard deviation
SEF	supplementary eye field
SLBN	Short-Lead Burst Neurone
SMI	SensoMotoric Instruments
SNc	Substantia nigra, pars compacta
SNr	Substantia nigra, pars reticularis
SPECT	Single-Photon-Emissions-Computertomographie
STG	Gyrus temporalis superior
STN	Nucleus subthalamicus
UPDRS	Unified Parkinson`s Disease Rating Scale

V. Tabellenverzeichnis

Tabelle 1: Koordinaten zur Elektrodenlage der Patienten mit STN-DBS 16
Tabelle 2: UPDRS-III-Motor-Score 19
Tabelle 3: Hoehn & Yahr-Skala 20
Tabelle 4: Berechnung der Levodopa Äquivalenzdosis 21
Tabelle 5: Zusammenfassung der demographischen Charakteristika der untersuchten Parkinson - Patienten 38
Tabelle 6: Ergebnisse des UPDRS-III-Motor-Score 40
Tabelle 7: Ergebnisse des Shakashita-Tests 53

VI. Abbildungsverzeichnis

Abbildung 1: Amplitude und Geschwindigkeit von Sakkaden 10
Abbildung 2: Elektrodenlage im Nucl. subthalamicus der rechten und linken Hirnhälfte......17
Abbildung 3: Visuskarte 22
Abbildung 4a und 4b: Eye-tracking 23
Abbildung 5a und 5b: Bildmaterial 244
Abbildung 6: SAM (Self-Assessment Manikin) 26
Abbildung 7: Pleasure 27
Abbildung 8: Pleasure & Arousal 28
Abbildung 9: Arousal 299
Abbildung 10: Shakashita-Test 31
Abbildung 11: Scanpath einer Blickfolgebewegung eines Patienten 33
Abbildung 12: Area of Interests (AOIs) 34
Abbildung 13: Fixationsdauer (s) innerhalb der 32 AOIs 42
Abbildung 14: Fixationszeit (s) in den einzelnen AOIs 43
Abbildung 15: Basislinie 44
Abbildung 16: Fixationszeiten nach Subtraktion von der Basislinie 46
Abbildung 17: Anzahl der Sakkaden 47
Abbildung 18: Sakkadendauer 48
Abbildung 19: Maximalgeschwindigkeit der Sakkaden 49
Abbildung 20: Ergebnisse des Shakashita-Tests 50
Abbildung 21: Log-transformierte Reaktionszeiten 51
Abbildung 22: Reaktionszeiten versus Krankheitsbeginn 52
Abbildung 23: Bewertung der Bilder bzgl. ihres *arousal* 54
Abbildung 24: Basalganglien 57

VII. Literaturverzeichnis

Aizman O, Brismar H, Uhlen P, Zettergren E, Levey Al, Forssberg H, et al. Anatomical and physiological evidence for D1 and D2 dopamine receptor colocalization in neostriatal neurons. Nat Neurosci 2000; 3: 226-30.

Alexander GE, Crutcher MD. Preparation for movement: neural representations of intended direction in three motor areas of the monkey. J Neurophysiol 1990; 64: 133-50.

Alexander GE, Crutcher MD, DeLong MR. Basal ganglia-thalamocortical circuits: parallel substrates for motor, oculomotor, "prefrontal" and "limbic" functions. Prog Brain Res 1990; 85: 119-46.

Amaral DG, Insausti R. Retrograde transport of D-[3H]-aspartate injected into the monkey amygdaloid complex. Exp Brain Res 1992; 88: 375-88.

Bahill AT, Bahill KA, Clark MR, Stark L. Closely spaced saccades. Invest Ophthalmol 1975; 14: 317-21.

Ballanger B, Strafella AP, van Eimeren T, Zurowski M, Rusjan PM, Houle S, et al. Serotonin 2A receptors and visual hallucinations in Parkinson disease. Arch Neurol; 67: 416-21.

Baron MS, Wichmann T, Ma D, DeLong MR. Effects of transient focal inactivation of the basal ganglia in parkinsonian primates. J Neurosci 2002; 22: 592-9.

Bechara A, Tranel D, Damasio H, Adolphs R, Rockland C, Damasio AR. Double dissociation of conditioning and declarative knowledge relative to the amygdala and hippocampus in humans. Science 1995; 269: 1115-8.

Becker E, Karnath HO. Incidence of visual extinction after left versus right hemisphere stroke. Stroke 2007; 38: 3172-4.

Becker WJ, Morrice BL, Clark AW, Lee RG. Multi-joint reaching movements and eye-hand tracking in cerebellar incoordination: investigation of a patient with complete loss of Purkinje cells. Can J Neurol Sci 1991; 18: 476-87.

Benabid AL, Vercucil L, Benazzouz A, Koudsie A, Chabardes S, Minotti L, et al. Deep brain stimulation: what does it offer? Adv Neurol 2003; 91: 293-302.

Benazzouz A, Gao D, Ni Z, Benabid AL. High frequency stimulation of the STN influences the activity of dopamine neurons in the rat. Neuroreport 2000; 11: 1593-6.

Benke T, Bosch S, Andree B. A study of emotional processing in Parkinson's disease. Brain Cogn 1998; 38: 36-52.

Bergman H, Wichmann T, DeLong MR. Reversal of experimental parkinsonism by lesions of the subthalamic nucleus. Science 1990; 249: 1436-8.

Bergmann K, Salak V, Subthalamic stimulation improves levodopa responsive symptoms in a case of progressive supranuclear palsy. Parkinsonism and Related Disorders 2008; 14 (4):348-352.

Biseul I, Sauleau P, Haegelen C, Trebon P, Drapier D, Raoul S, et al. Fear recognition is impaired by subthalamic nucleus stimulation in Parkinson's disease. Neuropsychologia 2005; 43: 1054-9.

Bisiach E, Geminiani G, Berti A, Rusconi ML. Perceptual and premotor factors of unilateral neglect. Neurology 1990; 40: 1278-81.

Braak H, Braak E, Yilmazer D, de Vos RA, Jansen EN, Bohl J. Pattern of brain destruction in Parkinson's and Alzheimer's diseases. J Neural Transm 1996; 103: 455-90.

Braak H, Rub U, Gai WP, Del Tredici K. Idiopathic Parkinson's disease: possible routes by which vulnerable neuronal types may be subject to neuroinvasion by an unknown pathogen. J Neural Transm 2003; 110: 517-36.

Briand KA, Hening W, Poizner H, Sereno AB. Automatic orienting of visuospatial attention in Parkinson's disease. Neuropsychologia 2001; 39: 1240-9.

Briand KA, Strallow D, Hening W, Poizner H, Sereno AB. Control of voluntary and reflexive saccades in Parkinson's disease. Exp Brain Res 1999; 129: 38-48.

Brücke C, Kupsch A, Schneider GH, Hariz MI, Nuttin B, Kopp U, et al. The subthalamic region is activated during valence-related emotional processing in patients with Parkinson's disease. Eur J Neurosci 2007; 26: 767-74.

Burton H, Jones EG. The posterior thalamic region and its cortical projection in New World and Old World monkeys. J Comp Neurol 1976; 168: 249-301.

Caplan LR, Schmahmann JD, Kase CS, Feldmann E, Baquis G, Greenberg JP, et al. Caudate infarcts. Arch Neurol 1990; 47: 133-43.

Caramazza A, Hillis AE. Spatial representation of words in the brain implied by studies of a unilateral neglect patient. Nature 1990; 346: 267-9.

Chan DK. The art of treating Parkinson disease in the older patient. Aust Fam Physician 2003; 32: 927-31.

Chung CS, Caplan LR, Han W, Pessin MS, Lee KH, Kim JM. Thalamic haemorrhage. Brain 1996; 119 (Pt 6): 1873-86.

Chung CS, Caplan LR, Yamamoto Y, Chang HM, Lee SJ, Song HJ, et al. Striatocapsular haemorrhage. Brain 2000; 123 (Pt 9): 1850-62.

Coslett HB, Bowers D, Fitzpatrick E, Haws B, Heilman KM. Directional hypokinesia and hemispatial inattention in neglect. Brain 1990; 113 (Pt 2): 475-86.

Damasio AR. The somatic marker hypothesis and the possible functions of the prefrontal cortex. Philos Trans R Soc Lond B Biol Sci 1996; 351: 1413-20.

Damasio AR, Damasio H, Chui HC. Neglect following damage to frontal lobe or basal ganglia. Neuropsychologia 1980; 18: 123-32.

Damier P, Hirsch EC, Agid Y, Graybiel AM. The substantia nigra of the human brain. II. Patterns of loss of dopamine-containing neurons in Parkinson's disease. Brain 1999; 122 (Pt 8): 1437-48.

Dehmer T, Lindenau J, Haid S, Dichgans J, Schulz JB. Deficiency of inducible nitric oxide synthase protects against MPTP toxicity in vivo. J Neurochem 2000; 74: 2213-6.

Dostrovsky JO, Hutchison WD, Lozano AM. The globus pallidus, deep brain stimulation, and Parkinson's disease. Neuroscientist 2002; 8: 284-90.

Driver JA, Kurth T, Buring JE, Gaziano JM, Logroscino G. Parkinson disease and risk of mortality: a prospective comorbidity-matched cohort study. Neurology 2008; 70: 1423-30.

Dujardin K, Blairy S, Defebvre L, Duhem S, Noel Y, Hess U, et al. Deficits in decoding emotional facial expressions in Parkinson's disease. Neuropsychologia 2004a; 42: 239-50.

Dujardin K, Blairy S, Defebvre L, Krystkowiak P, Hess U, Blond S, et al. Subthalamic nucleus stimulation induces deficits in decoding emotional facial expressions in Parkinson's disease. J Neurol Neurosurg Psychiatry 2004b; 75: 202-8.

Eberhardt O, Coelln RV, Kugler S, Lindenau J, Rathke-Hartlieb S, Gerhardt E, et al. Protection by synergistic effects of adenovirus-mediated X-chromosome-linked inhibitor of apoptosis and glial cell line-derived neurotrophic factor gene transfer in the 1-methyl-4-phenyl-1,2,3,6-tetrahydropyridine model of Parkinson's disease. J Neurosci 2000; 20: 9126-34.

Eberhardt O, Schulz JB. Apoptotic mechanisms and antiapoptotic therapy in the MPTP model of Parkinson's disease. Toxicol Lett 2003; 139: 135-51.

Ebersbach G, Trottenberg T, Hattig H, Schelosky L, Schrag A, Poewe W. Directional bias of initial visual exploration. A symptom of neglect in Parkinson's disease. Brain 1996; 119 (Pt 1): 79-87.

Eidelberg D, Galaburda AM. Symmetry and asymmetry in the human posterior thalamus. I. Cytoarchitectonic analysis in normal persons. Arch Neurol 1982; 39: 325-32.

Elliott H, Hooper GD. The shaking palsy and James Parkinson; the original description in 1817 by one of John Hunter's pupils. Treat Serv Bull 1954; 9: 115-20.

Fawcett AP, Dostrovsky JO, Lozano AM, Hutchison WD. Eye movement-related responses of neurons in human subthalamic nucleus. Exp Brain Res 2005; 162: 357-65.

Frank MJ, Samanta J, Moustafa AA, Sherman SJ. Hold your horses: impulsivity, deep brain stimulation, and medication in parkinsonism. Science 2007; 318: 1309-12.

Frerichs RJ, Tuokko HA. A comparison of methods for measuring cognitive change in older adults. Arch Clin Neuropsychol 2005; 20: 321-33.

Fuchs AF, Kaneko CR, Scudder CA. Brainstem control of saccadic eye movements. Annu Rev Neurosci 1985; 8: 307-37.

Fukushima J, Fukushima K, Miyasaka K, Yamashita I. Voluntary control of saccadic eye movement in patients with frontal cortical lesions and parkinsonian patients in comparison with that in schizophrenics. Biol Psychiatry 1994; 36: 21-30.

Garcia L, Audin J, D'Alessandro G, Bioulac B, Hammond C. Dual effect of high-frequency stimulation on subthalamic neuron activity. J Neurosci 2003; 23: 8743-51.

Gattass R, Rosa MG, Sousa AP, Pinon MC, Fiorani Junior M, Neuenschwander S. Cortical streams of visual information processing in primates. Braz J Med Biol Res 1990; 23: 375-93.

Gaymard B, Ploner CJ, Rivaud S, Vermersch AI, Pierrot-Deseilligny C. Cortical control of saccades. Exp Brain Res 1998; 123: 159-63.

Glascher J, Adolphs R. Processing of the arousal of subliminal and supraliminal emotional stimuli by the human amygdala. J Neurosci 2003; 23: 10274-82.

Golubev VL, Alimova E, Shamlikashvili Ts A, Levin Ia I, Posokhov SI. [Autonomic disorders in Parkinson disease]. Zh Nevropatol Psikhiatr Im S S Korsakova 1989; 89: 35-8.

Grabli D, McCairn K, Hirsch EC, Agid Y, Feger J, Francois C, et al. Behavioural disorders induced by external globus pallidus dysfunction in primates: I. Behavioural study. Brain 2004; 127: 2039-54.

Groenewegen HJ, Berendse HW. Connections of the subthalamic nucleus with ventral striatopallidal parts of the basal ganglia in the rat. J Comp Neurol 1990; 294: 607-22.

Hamani C, Saint-Cyr JA, Fraser J, Kaplitt M, Lozano AM. The subthalamic nucleus in the context of movement disorders. Brain 2004; 127: 4-20.

Healton EB, Navarro C, Bressman S, Brust JC. Subcortical neglect. Neurology 1982; 32: 776-8.

Heide W, Kompf D. Combined deficits of saccades and visuo-spatial orientation after cortical lesions. Exp Brain Res 1998; 123: 164-71.

Heilman KM, Valenstein E. Mechanisms underlying hemispatial neglect. Ann Neurol 1979; 5: 166-70.

Henderson JM, Annett LE, Ryan LJ, Chiang W, Hidaka S, Torres EM, et al. Subthalamic nucleus lesions induce deficits as well as benefits in the hemiparkinsonian rat. Eur J Neurosci 1999; 11: 2749-57.

Henderson JM, Annett LE, Torres EM, Dunnett SB. Behavioural effects of subthalamic nucleus lesions in the hemiparkinsonian marmoset (Callithrix jacchus). Eur J Neurosci 1998; 10: 689-98.

Herzog J, Moller B, Witt K, Pinsker MO, Deuschl G, Volkmann J. Influence of subthalamic deep brain stimulation versus levodopa on motor perseverations in Parkinson's disease. Mov Disord 2009; 24: 1206-10.

Hikosaka O, Takikawa Y, Kawagoe R. Role of the basal ganglia in the control of purposive saccadic eye movements. Physiol Rev 2000; 80: 953-78.

Hikosaka O, Wurtz RH. The basal ganglia. Rev Oculomot Res 1989; 3: 257-81.

Hillis AE. Neurobiology of unilateral spatial neglect. Neuroscientist 2006; 12: 153-63.

Hillis AE, Caramazza A. Deficit to stimulus-centered, letter shape representations in a case of "unilateral neglect". Neuropsychologia 1991; 29: 1223-40.

Hillis AE, Rapp B, Benzing L, Caramazza A. Dissociable coordinate frames of unilateral spatial neglect: "viewer-centered" neglect. Brain Cogn 1998; 37: 491-526.

Horn AK, Buttner-Ennever JA. Premotor neurons for vertical eye movements in the rostral mesencephalon of monkey and human: histologic identification by parvalbumin immunostaining. J Comp Neurol 1998; 392: 413-27.

Houeto JL, Mesnage V, Mallet L, Pillon B, Gargiulo M, du Moncel ST, et al. Behavioural disorders, Parkinson's disease and subthalamic stimulation. J Neurol Neurosurg Psychiatry 2002; 72: 701-7.

Huerta MF, Krubitzer LA, Kaas JH. Frontal eye field as defined by intracortical microstimulation in squirrel monkeys, owl monkeys, and macaque monkeys: I. Subcortical connections. J Comp Neurol 1986; 253: 415-39.

Hughes AJ, Ben-Shlomo Y, Daniel SE, Lees AJ. What features improve the accuracy of clinical diagnosis in Parkinson's disease: a clinicopathologic study. Neurology 1992; 42: 1142-6.

Husain M, Mattingley JB, Rorden C, Kennard C, Driver J. Distinguishing sensory and motor biases in parietal and frontal neglect. Brain 2000; 123 (Pt 8): 1643-59.

Karnath HO, Ferber S, Himmelbach M. Spatial awareness is a function of the temporal not the posterior parietal lobe. Nature 2001; 411: 950-3.

Karnath HO, Himmelbach M, Rorden C. The subcortical anatomy of human spatial neglect: putamen, caudate nucleus and pulvinar. Brain 2002; 125: 350-60.

Karussis D, Leker RR, Abramsky O. Cognitive dysfunction following thalamic stroke: a study of 16 cases and review of the literature. J Neurol Sci 2000; 172: 25-9.

Keller EL. Participation of medial pontine reticular formation in eye movement generation in monkey. J Neurophysiol 1974; 37: 316-32.

Kitagawa M, Fukushima J, Tashiro K. Relationship between antisaccades and the clinical symptoms in Parkinson's disease. Neurology 1994; 44: 2285-9.

Koch AL. The logarithm in biology. 1. Mechanisms generating the log-normal distribution exactly. J Theor Biol 1966; 12: 276-90.

Kolomiets BP, Deniau JM, Mailly P, Menetrey A, Glowinski J, Thierry AM. Segregation and convergence of information flow through the cortico-subthalamic pathways. J Neurosci 2001; 21: 5764-72.

Kori A, Miyashita N, Kato M, Hikosaka O, Usui S, Matsumura M. Eye movements in monkeys with local dopamine depletion in the caudate nucleus. II. Deficits in voluntary saccades. J Neurosci 1995; 15: 928-41.

Kühn AA, Hariz MI, Silberstein P, Tisch S, Kupsch A, Schneider GH, et al. Activation of the subthalamic region during emotional processing in Parkinson disease. Neurology 2005; 65: 707-13.

Kumral E, Evyapan D, Balkir K. Acute caudate vascular lesions. Stroke 1999; 30: 100-8.

Lane RD, Chua PM, Dolan RJ. Common effects of emotional valence, arousal and attention on neural activation during visual processing of pictures. Neuropsychologia 1999; 37: 989-97.

Lee AC, Harris JP, Atkinson EA, Fowler MS. Evidence from a line bisection task for visuospatial neglect in left hemiparkinson's disease. Vision Res 2001; 41: 2677-86.

Limousin P, Greene J, Pollak P, Rothwell J, Benabid AL, Frackowiak R. Changes in cerebral activity pattern due to subthalamic nucleus or internal pallidum stimulation in Parkinson's disease. Ann Neurol 1997; 42: 283-91.

Matsui H, Takahashi R. [Pathological mechanisms of Parkinson's disease]. Brain Nerve 2009; 61: 441-6.

Matsumura M, Kojima J, Gardiner TW, Hikosaka O. Visual and oculomotor functions of monkey subthalamic nucleus. J Neurophysiol 1992; 67: 1615-32.

Mattingley JB, Husain M, Rorden C, Kennard C, Driver J. Motor role of human inferior parietal lobe revealed in unilateral neglect patients. Nature 1998; 392: 179-82.

Mesulam MM. A cortical network for directed attention and unilateral neglect. Ann Neurol 1981; 10: 309-25.

Mesulam MM. Spatial attention and neglect: parietal, frontal and cingulate contributions to the mental representation and attentional targeting of salient extrapersonal events. Philos Trans R Soc Lond B Biol Sci 1999; 354: 1325-46.

Mikels JA, Fredrickson BL, Larkin GR, Lindberg CM, Maglio SJ, Reuter-Lorenz PA. Emotional category data on images from the International Affective Picture System. Behav Res Methods 2005; 37: 626-30.

Milton AL, Marshall JW, Cummings RM, Baker HF, Ridley RM. Dissociation of hemi-spatial and hemi-motor impairments in a unilateral primate model of Parkinson's disease. Behav Brain Res 2004; 150: 55-63.

Muri RM, Iba-Zizen MT, Derosier C, Cabanis EA, Pierrot-Deseilligny C. Location of the human posterior eye field with functional magnetic resonance imaging. J Neurol Neurosurg Psychiatry 1996; 60: 445-8.

Nakao S, Shiraishi Y, Li WB, Oikawa T. Mono- and disynaptic excitatory inputs from the superior colliculus to vertical saccade-related neurons in the cat Forel's field H. Exp Brain Res 1990; 82: 222-6.

Nambu A, Takada M, Inase M, Tokuno H. Dual somatotopical representations in the primate subthalamic nucleus: evidence for ordered but reversed body-map transformations from the primary motor cortex and the supplementary motor area. J Neurosci 1996; 16: 2671-83.

Nielsen MS, Sorensen JC, Bjarkam CR. The substantia nigra pars compacta of the Gottingen minipig: an anatomical and stereological study. Brain Struct Funct 2009.

Nobre AC, Sebestyen GN, Gitelman DR, Mesulam MM, Frackowiak RS, Frith CD. Functional localization of the system for visuospatial attention using positron emission tomography. Brain 1997; 120 (Pt 3): 515-33.

Nowinski WL. Towards construction of an ideal stereotactic brain atlas. Acta Neurochir (Wien) 2008; 150: 1-13; discussion 13-4.

Nyback H. [The man behind the syndrome: James Parkinson. He described the shaking palsy in 1817--today transplantation therapy is tested]. Lakartidningen 1982; 79: 4910.

Obeso JA, Rodriguez-Oroz MC, Rodriguez M, Macias R, Alvarez L, Guridi J, et al. Pathophysiologic basis of surgery for Parkinson's disease. Neurology 2000; 55: S7-12.

Olofsson JK, Nordin S, Sequeira H, Polich J. Affective picture processing: an integrative review of ERP findings. Biol Psychol 2008; 77: 247-65.

Parent A, Hazrati LN. Functional anatomy of the basal ganglia. I. The cortico-basal ganglia-thalamo-cortical loop. Brain Res Brain Res Rev 1995a; 20: 91-127.

Parent A, Hazrati LN. Functional anatomy of the basal ganglia. II. The place of subthalamic nucleus and external pallidum in basal ganglia circuitry. Brain Res Brain Res Rev 1995b; 20: 128-54.

Patrick SK, Denington AA, Gauthier MJ, Gillard DM, Prochazka A. Quantification of the UPDRS Rigidity Scale. IEEE Trans Neural Syst Rehabil Eng 2001; 9: 31-41.

Paus T, Otaky N, Caramanos Z, MacDonald D, Zijdenbos A, D'Avirro D, et al. In vivo morphometry of the intrasulcal gray matter in the human cingulate, paracingulate, and superior-rostral sulci: hemispheric asymmetries, gender differences and probability maps. J Comp Neurol 1996; 376: 664-73.

Penney JB, Jr., Young AB. Speculations on the functional anatomy of basal ganglia disorders. Annu Rev Neurosci 1983; 6: 73-94.

Peppe A, Pierantozzi M, Bassi A, Altibrandi MG, Brusa L, Stefani A, et al. Stimulation of the subthalamic nucleus compared with the globus pallidus internus in patients with Parkinson disease. J Neurosurg 2004; 101: 195-200.

Perani D, Vallar G, Cappa S, Messa C, Fazio F. Aphasia and neglect after subcortical stroke. A clinical/cerebral perfusion correlation study. Brain 1987; 110 (Pt 5): 1211-29.

Petit L, Orssaud C, Tzourio N, Crivello F, Berthoz A, Mazoyer B. Functional anatomy of a prelearned sequence of horizontal saccades in humans. J Neurosci 1996; 16: 3714-26.

Pierrot-Deseilligny C. Saccade and smooth-pursuit impairment after cerebral hemispheric lesions. Eur Neurol 1994; 34: 121-34.

Pierrot-Deseilligny C, Rivaud S, Gaymard B, Muri R, Vermersch AI. Cortical control of saccades. Ann Neurol 1995; 37: 557-67.

Pinter MM, Helscher RJ, Nasel CO, Riedl E, Schnaberth G. Quantification of motor deficit in Parkinson's disease with a motor performance test series. J Neural Transm Park Dis Dement Sect 1992; 4: 131-41.

Rafal RD, Posner MI. Deficits in human visual spatial attention following thalamic lesions. Proc Natl Acad Sci U S A 1987; 84: 7349-53.

Ramat S, Das VE, Somers JT, Leigh RJ. Tests of two hypotheses to account for different-sized saccades during disjunctive gaze shifts. Exp Brain Res 1999; 129: 500-10.

Rascol O, Clanet M, Montastruc JL, Simonetta M, Soulier-Esteve MJ, Doyon B, et al. Abnormal ocular movements in Parkinson's disease. Evidence for involvement of dopaminergic systems. Brain 1989; 112 (Pt 5): 1193-214.

Rivaud-Pechoux S, Vermersch AI, Gaymard B, Ploner CJ, Bejjani BP, Damier P, et al. Improvement of memory guided saccades in parkinsonian patients by high frequency subthalamic nucleus stimulation. J Neurol Neurosurg Psychiatry 2000; 68: 381-4.

Sauleau P, Pollak P, Krack P, Courjon JH, Vighetto A, Benabid AL, et al. Subthalamic stimulation improves orienting gaze movements in Parkinson's disease. Clin Neurophysiol 2008; 119: 1857-63.

Sauleau P, Pollak P, Krack P, Pelisson D, Vighetto A, Benabid AL, et al. Contraversive eye deviation during stimulation of the subthalamic region. Mov Disord 2007; 22: 1810-3.

Schroeder U, Kuehler A, Haslinger B, Erhard P, Fogel W, Tronnier VM, et al. Subthalamic nucleus stimulation affects striato-anterior cingulate cortex circuit in a response conflict task: a PET study. Brain 2002; 125: 1995-2004.

Shih WJ, Huang WS, Milan PP. F-18 FDG PET demonstrates crossed cerebellar diaschisis 20 years after stroke. Clin Nucl Med 2006; 31: 259-61.

Slevin KM, Pendry JB. Log-normal distribution as a description of fluctuations in one-dimensional disordered systems. Phys Rev B Condens Matter 1990; 41: 10240-10242.

Smith Y, Kieval JZ. Anatomy of the dopamine system in the basal ganglia. Trends Neurosci 2000; 23: S28-33.

Sprengelmeyer R, Young AW, Mahn K, Schroeder U, Woitalla D, Buttner T, et al. Facial expression recognition in people with medicated and unmedicated Parkinson's disease. Neuropsychologia 2003; 41: 1047-57.

Stanton GB, Goldberg ME, Bruce CJ. Frontal eye field efferents in the macaque monkey: I. Subcortical pathways and topography of striatal and thalamic terminal fields. J Comp Neurol 1988; 271: 473-92.

Starkstein S, Leiguarda R, Gershanik O, Berthier M. Neuropsychological disturbances in hemiparkinson's disease. Neurology 1987; 37: 1762-4.

Stefani A, Fedele E, Galati S, Raiteri M, Pepicelli O, Brusa L, et al. Deep brain stimulation in Parkinson's disease patients: biochemical evidence. J Neural Transm Suppl 2006: 401-8.

Trojanowski JQ, Lee VM. Aggregation of neurofilament and alpha-synuclein proteins in Lewy bodies: implications for the pathogenesis of Parkinson disease and Lewy body dementia. Arch Neurol 1998; 55: 151-2.

Vallar G, Perani D. The anatomy of unilateral neglect after right-hemisphere stroke lesions. A clinical/CT-scan correlation study in man. Neuropsychologia 1986; 24: 609-22.

Van Hilten JJ, Hoogland G, van der Velde EA, van Dijk JG, Kerkhof GA, Roos RA. Quantitative assessment of parkinsonian patients by continuous wrist activity monitoring. Clin Neuropharmacol 1993; 16: 36-45.

Van Horn MR, Sylvestre PA, Cullen KE. The brain stem saccadic burst generator encodes gaze in three-dimensional space. J Neurophysiol 2008; 99: 2602-16.

Villardita C, Smirni P, Zappala G. Visual neglect in Parkinson's disease. Arch Neurol 1983; 40: 737-9.

Volkmann J, Allert N, Voges J, Weiss PH, Freund HJ, Sturm V. Safety and efficacy of pallidal or subthalamic nucleus stimulation in advanced PD. Neurology 2001; 56: 548-51.

Volkmann J, Daniels C, Witt K. Cognitive, emotional and behavioral effects of subthalamic neurostimulation in Parkinson's disease. Nature Rev Neurology in press.

Warabi T, Noda H, Yanagisawa N, Tashiro K, Shindo R. Changes in sensorimotor function associated with the degree of bradykinesia of Parkinson's disease. Brain 1986; 109 (Pt 6): 1209-24.

Watson RT, Heilman KM. Thalamic neglect. Neurology 1979; 29: 690-4.

Waxman SG, Ricaurte GA, Tucker SB. Thalamic hemorrhage with neglect and memory disorder. J Neurol Sci 1986; 75: 105-12.

Weiller C, Willmes K, Reiche W, Thron A, Isensee C, Buell U, et al. The case of aphasia or neglect after striatocapsular infarction. Brain 1993; 116 (Pt 6): 1509-25.

Weintraub S, Daffner KR, Ahern GL, Price BH, Mesulam MM. Right sided hemispatial neglect and bilateral cerebral lesions. J Neurol Neurosurg Psychiatry 1996; 60: 342-4.

Wenzelburger R, Kopper F, Zhang BR, Witt K, Hamel W, Weinert D, et al. Subthalamic nucleus stimulation for Parkinson's disease preferentially improves akinesia of proximal arm movements compared to finger movements. Mov Disord 2003; 18: 1162-9.

Wenzelburger R, Zhang BR, Pohle S, Klebe S, Lorenz D, Herzog J, et al. Force overflow and levodopa-induced dyskinesias in Parkinson's disease. Brain 2002; 125: 871-9.

White OB, Saint-Cyr JA, Tomlinson RD, Sharpe JA. Ocular motor deficits in Parkinson's disease. II. Control of the saccadic and smooth pursuit systems. Brain 1983; 106 (Pt 3): 571-87.

Wichmann T, DeLong MR. Pathophysiology of Parkinson's disease: the MPTP primate model of the human disorder. Ann N Y Acad Sci 2003; 991: 199-213.

Witt K, Kopper F, Deuschl G, Krack P. Subthalamic nucleus influences spatial orientation in extra-personal space. Mov Disord 2006; 21: 354-61.

Witt K, Pulkowski U, Herzog J, Lorenz D, Hamel W, Deuschl G, et al. Deep brain stimulation of the subthalamic nucleus improves cognitive flexibility but impairs response inhibition in Parkinson disease. Arch Neurol 2004; 61: 697-700.

Wu DC, Teismann P, Tieu K, Vila M, Jackson-Lewis V, Ischiropoulos H, et al. NADPH oxidase mediates oxidative stress in the 1-methyl-4-phenyl-1,2,3,6-tetrahydropyridine model of Parkinson's disease. Proc Natl Acad Sci U S A 2003; 100: 6145-50.

Yeterian EH, Pandya DN. Corticostriatal connections of the superior temporal region in rhesus monkeys. J Comp Neurol 1998; 399: 384-402.

Yugeta A, Terao Y, Fukuda H, Hikosaka O, Yokochi F, Okiyama R, et al. Effects of STN stimulation on the initiation and inhibition of saccade in Parkinson disease. Neurology 2010; 74: 743-8.

VIII. Anhang

1. Einverständniserklärung der getesteten Patienten

Einwilligungserklärung

Einwilligungserklärung der/des Patientin/en zur Studie:

„Hemineglect bei Parkinson-Patienten mit Tiefenhirnstimulation im Nucleus subthalamicus"

Frau/Herrn _____
_____

Ich bin ausreichend in mündlicher und in schriftlicher Form über die Ziele und Methoden, die möglichen Risiken und den Nutzen der Studie informiert worden. Ich hatte ausreichend Gelegenheit, die Studie mit dem/r Versuchsleiter/in zu besprechen und Fragen zu stellen. Des Weiteren wurde ich darauf hingewiesen, dass meine Studienteilnahme freiwillig ist und dass ich jederzeit ohne Angaben von Gründen meine Zusage zur Teilnahme zurückziehen kann und mir daraus für meine weitere Betreuung und Behandlung keinerlei Nachteile entstehen.

Ich bin damit einverstanden, dass im Rahmen der klinischen Prüfung meine Krankheitsdaten zur Auswertung der Ergebnisse in anonymisierter Form verwendet werden. Alle im Rahmen dieser Studie erhobenen Daten werden strikt vertraulich gemäß dem Datenschutz behandelt. Einer wissenschaftlichen Auswertung der anonymisierten Daten und einer möglichen Veröffentlichung der Ergebnisse stimme ich zu.

☐   Ich gebe hiermit meine Zustimmung zur Teilnahme an dieser Untersuchung

_____   _____
Ort, Datum   Unterschrift der/des Teilnehmerin/s

_____
Unterschrift des aufklärenden Arztes

2. Mini-Mental-Status-Test

Der Mini – Mental – Status *nach Folstein et al. 1975*

	Richtige Antwort = 1 Punkt	Total Punkte

Orientierungsvermögen

1. Fragen Sie nach: Jahr — 1
　　　　　　　　　Jahreszeit — 1
　　　　　　　　　Monat — 1
　　　　　　　　　Datum — 1
　　　　　　　　　Wochentag — 1

2. Fragen Sie nach: Staat — 1
　　　　　　　　　Bundesland — 1
　　　　　　　　　Stadt bzw. Ortschaft — 1
　　　　　　　　　Spital — 1
　　　　　　　　　Stockwerk — 1

Merkfähigkeit

3. Nennen Sie 3 Gegenstände (z.B. Uhr, Schilling, Boot). Der Patient soll sie wiederholen (1 Punkt für jede korrekte Antwort). Wiederholen Sie die 3 Begriffe, bis der Patient alle gelernt hat. — 3

Aufmerksamkeit und Rechnen

VIII. Anhang

4. Beginend mit 100, jeweils 7 subtrahieren (1 Punkt für jede korrekte Antwort; Stop nach 5 Antworten). Andere Möglichkeit: Lassen Sie ein Wort mit 5 Buchstaben rückwärts buchstabieren (z.B. WIESE).   5
_____

Erinnerungsfähigkeit

5. Fragen Sie nach den Namen der unter (3) genannten Gegenstände (1 Punkt für jeden richtigen Begriff).   3
_____

Sprachvermögen und Verständnis

6. Zeigen Sie einen Bleistift und eine Uhr. Der Patient soll diese benennen (1 Punkt pro richtiger Antwort).   2
_____

7. Lassen Sie nachsprechen: "Bitte kein Wenn und Aber."   1
_____

8. Lassen Sie eine 3teilige Anweisung ausführen, z.B. "Nehmen Sie das Blatt Papier <u>in die rechte Hand</u>, falten Sie es <u>in der Mitte</u> und legen Sie es <u>auf den Boden</u>"   3
_____

9. Der Patient soll folgende auf einem Blatt (groß!) geschriebene Aufforderung lesen und sie befolgen: "Schließen Sie die Augen."   1
_____

10. Lassen Sie den Patienten einen Satz eigener Wahl schreiben: mit Subjekt und Prädikat; soll einen Sinn ergeben. (Bei der Bewertung spielen Schreibfehler keine Rolle.)   1
_____

11. Lassen Sie den Patienten unten stehende Abb. nachzeichnen (1 Punkt, wenn alle Seiten und Winkel richtig sind und die Überschneidungen ein Viereck bilden).   1
_____

VIII. Anhang

Total Punkte von 30

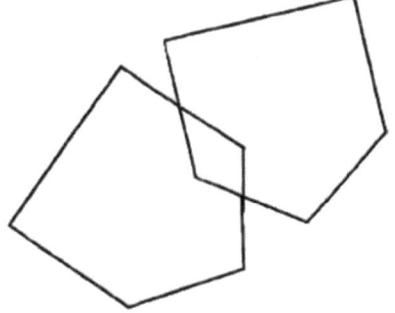

Normwerte

VIII. Anhang

3. UPDRS-III-Motor-Score

Universitätsklinikum Schleswig-Holstein, Campus Kiel

Klinik für Neurologie - Direktor: Prof. Dr. G. Deuschl

U.P.D.R.S - Motor-Score

(Auszug aus der Fassung von 1987, übers. von T. Gasser, M. Ellgring, W. Oertel)

Teil III   Untersuchung der Motorik

1 Sprache:

0 Normal

1 Leichter Verlust an Ausdruck, Deutlichkeit und/oder Lautstärke

2 Monoton, verwaschen aber verständlich; mäßig beeinträchtigt

3 Deutlich beeinträchtigt, schwer verständlich

4 Unverständlich

2 Gesichtsausdruck

0 Normal

1 Minimale Hypomimie, könnte als „Poker Face" noch normal sein

2 Leichte aber sichere Verminderung des Gesichtsausdruckes

3 Mäßige Hypomimie; der Mund ist zeitweise nicht geöffnet

4 Maskenhaftes oder erstarrtes Gesicht; der Mund steht mindestens ½ cm offen

3 Ruhetremor

0 Nicht vorhanden

1 Leicht und selten vorhanden

2 Geringe Amplitude und ständig vorhanden. Oder mäßige Amplitude aber nur zeitweise vorhanden

3 Mäßige Amplitude und meist vorhanden

4 Große Amplitude und meist vorhanden

4 Halte- und Aktionstremor

0 Nicht vorhanden

1 Leicht, nur bei Willkürbewegungen vorhanden

2 Mäßige Amplitude, bei Willküraktivität vorhanden

3 Mäßige Amplitude, bei Willküraktivität und bei Halteinnervation vorhanden

4 Große Amplitude, behindert beim Essen

5 Rigor (beurteilt aufgrund passiver Bewegung der großen Gelenke, während der Patient entspannt sitzt. Das „Zahnrad- phänomen" wird vernachlässigt)

0 Nicht vorhanden

1 Leicht oder nur feststellbar, wenn durch spiegelbildliche oder andere Bewegungen provoziert

2 Leichter bis mäßiger Rigor

3 Starker Rigor, aber die Endstellung der Gelenke wird ohne Schwierigkeiten erreicht

4 Schwerer Rigor, die Endstellung der Gelenke kann nur mit Schwierigkeiten erreicht werden.

6 Finger-Tippen (Der Patient tippt Zeigefinger und Daumen einer Hand möglichst rasch und mit möglichst großer Amplitude aufeinander. Jede Hand wird einzeln geprüft)

0 Normal

1 Leicht verlangsamt und/oder von verminderter Amplitude.

2 Mäßig beeinträchtigt. Eindeutig vorzeitige Ermüdung. Gelegentliche Unterbrechung der Bewegung möglich

3 Schwer beeinträchtigt. Häufiges Zögern beim Beginn oder Unterbrechung einer durchgeführten Bewegung

4 Die Bewegung kann kaum durchgeführt werden.

7 Handbewegungen (Der Patient öffnet und schließt die Hand möglichst rasch und mit möglichst großer Amplitude. Jede Hand wird einzeln geprüft)

0 Normal

1 Leicht verlangsamt und/oder von verminderter Amplitude

2 Mäßig beeinträchtigt. Eindeutig vorzeitige Ermüdung. Gelegentliche Unterbrechung der Bewegung möglich

3 Schwer beeinträchtigt. Häufiges Zögern beim Beginn oder Unterbrechung einer durchgeführten Bewegung

4 Die Bewegung kann kaum durchgeführt werden

8 **Rasche Wendebewegung der Hände** (Gleichzeitige Pronations/Supinations-Bewegung beider Hände, waagerecht oder senkrecht, mit größtmöglicher Amplitude

0 Normal
1 Leicht verlangsamt und/oder von verminderter Amplitude
2 Mäßig beeinträchtigt. Eindeutig vorzeitige Ermüdung. Gelegentliche Unterbrechung der Bewegung möglich
3 Schwer beeinträchtigt. Häufiges Zögern beim Beginn oder Unterbrechung einer durchgeführten Bewegung
4 Die Bewegung kann kaum durchgeführt werden

9. **Bein-Beweglichkeit** (Der Patient tippt mit den Fersen rasch auf den Boden, wobei das ganze Bein angehoben wird. Die Amplitude der Bewegung sollte mindestens 10 cm betragen)

0 Normal
1 Leicht verlangsamt und/oder von verminderter Amplitude
2 Mäßig beeinträchtigt. Eindeutig vorzeitige Ermüdung. Gelegentliche Unterbrechung der Bewegung möglich
3 Schwer beeinträchtigt. Häufiges Zögern beim Beginn oder Unterbrechung einer durchgeführten Bewegung
4 Die Bewegung kann kaum durchgeführt werden

10 **Vom Stuhl aufstehen** (Der Patient versucht sich von einem Holz- oder Metallstuhl mit gerader Lehne zu erheben, wobei die Arme auf der Brust verschränkt gehalten werden)

VIII. Anhang

0 Normal

1 Langsam, benötigt eventuell mehr als einen Versuch

2 Stützt sich an den Armlehnen ab

3 Fällt leicht zurück, braucht möglicherweise mehr als einen Versuch, aber kann ohne Hilfe aufstehen

4 Kann ohne Hilfe nicht aufstehen

11 Haltung

0 Normal aufrecht

1 Nicht ganz aufrecht, leicht gebeugt; könnte bei einem älteren Menschen normal sein

2 Mäßig gebeute Haltung, eindeutig pathologisch; eventuell leicht zur Seite geneigt

3 Stark gebeute Haltung mit Kyphose; eventuell mäßig zu einer Seite geneigt

4 Ausgeprägte Flexion mit extrem abnormer Haltung

12 Gang

0 Normal

1 Geht langsam, schlurft eventuell kleinschrittig, aber keine Starthemmung oder Propulsionstendenz

2 Gang erschwert, aber keine oder nur geringe Hilfe notwendig; Starthemmung, Kurzschrittigkeit oder Propulsions-tendenz ist möglich

3 Schwere Gangstörung, Hilfe erforderlich

4 Gehen auch mit Hilfe nicht möglich

13 Haltungsstabilität (Reaktion auf ein plötzliches Rückwärtsziehen an den Schultern, während er mit offenen Augen und leicht gespreizten Beinen aufrecht steht. Der Patient ist darauf vorbereitet)

0   Normal

1   Retropulsion, fängt sich aber ohne Hilfe

2   Keine Ausgleichsbewegung, würde fallen, wenn nicht vom Untersucher aufgefangen

3   Sehr unsicher, verliert leicht spontan das Gleichgewicht

4   Kann ohne Hilfe nicht stehen

14 Bradykinese (Gesamteindruck aus Langsamkeit, Zögern, vermindertem Mitschwingen der Arme, geringer Bewegungsamplitude und allgemeiner Bewegungsverarmung)

0   Nicht vorhanden

1   Minimale Verlangsamung, die Bewegungen erhalten dadurch einen überlegten Charakter; könnte bei manchen älteren Menschen normal sein. Reduzierte Bewegungsamplitude ist möglich

2   Leichte Verlangsamung und Verarmung der Bewegung, die eindeutig pathologisch ist. Alternativ etwas verminderte Bewegungsamplitude

3   Mäßige Verlangsamung, Verarmung oder Amplitudenverminderung der Bewegung

4   Ausgeprägte Verlangsamung, Verarmung oder Amplitudenverminderung der Bewegung

Zusammenfassung:

Die Werte der seitengetrennt erhobenen Items werden für rechts und links gesondert ermittelt, die bilateral erhobenen Items werden ebenfalls extra berechnet. Diese drei Werte werden zum Gesamtmotorscore addiert.

Teil III (Motorik):	1	2
rechts (Items 20-26)		
links (Items 20-26)		
Bilateral (Items 18, 19 +27-31)		
Gesamt		

IX. Danksagung

Bei folgenden Personen möchte ich mich ganz herzlich bedanken – ohne sie wäre diese Arbeit niemals entstanden:

Bei meinem Doktorvater *Herrn PD Dr. med. Karsten Witt*, der mir mit einer Engelsgeduld besonders bei den statistischen Problemen geholfen hat, die Versuchsabläufe tatkräftig unterstützt hat und trotz unzähliger Aufgaben im Klinikalltag immer ein offenes Ohr für mich hatte.

Frau Dr. med. Barbara Schmalbach für die gemeinsame Durchführung der zeitaufwändigen Testungen und ihr Engagement bei der Lösung diverser Probleme – sogar während ihres Urlaubs und bei hochsommerlichen Temperaturen von über 30°C.

Herrn Dr. med. R. Reese, der sich besonders zu Beginn der Studie der technischen Probleme, die der Eye-tracker mit sich brachte, angenommen hat.

Frau Dr. med. D. Falk und *Herrn Dr. med. N. Margraf*, die „Elektrodenexperten", mit deren Hilfe ich den Schaltenbrandt & Wahren Atlas erst verstanden habe.

Herrn Dr. med. H. Hellriegel, der mir besonders auf den letzten Metern mit EndNote und verloren gegangenen Dokumententeilen behilflich war.

Frau Dr. med. K. Knudsen, *Frau A. Hackel* und *Frau A. Troyke*, die nie um einen UPDRS-Motor-Score-Test verlegen waren und mir bei den Stimulationsänderungen geholfen haben.

Den Parkinson-Patienten dieser Studie für ihre engagierte Teilnahme, sowie deren Angehörigen, die sie begleitet haben.

Herrn Prof. Dr. med. G. Deuschl, Direktor der Klinik für Neurologie des Universitätsklinikums Schleswig-Holstein, Campus Kiel, für die Möglichkeit der uneingeschränkten Durchführung dieser Arbeit in seiner Klinik.

Herrn T. Ahlrichs, Mitarbeiter der Firma SensoMotoric Instruments, der sich unverdrossen der technischen Eye-tracker-Probleme gewidmet hat und sowohl telefonisch, als auch per Email immer eine Lösung parat hatte.

Bei meiner Mutter, *Angela Günther*, für ihre unendliche Geduld, die liebevolle Unterstützung, die unzähligen Ratschläge zu jeder Tages- und Nachtzeit, sowie die grammatikalischen und linguistischen Korrekturen.

Bei *Ole Christian Leuth*, meinem Retter in der „Grafik-Not", der diverse Diagramme bearbeitet, formatiert und auf diese Arbeit zugeschnitten hat.

Bei allen, die ich hier nicht namentlich erwähnt habe und die mich während dieser Zeit in jeglicher Hinsicht unterstützt haben.

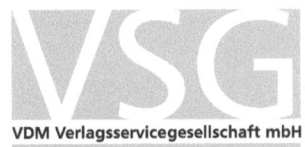

Die VDM Verlagsservicegesellschaft sucht für wissenschaftliche Verlage abgeschlossene und herausragende

Dissertationen, Habilitationen, Diplomarbeiten, Master Theses, Magisterarbeiten usw.

für die kostenlose Publikation als Fachbuch.

Sie verfügen über eine Arbeit, die hohen inhaltlichen und formalen Ansprüchen genügt, und haben Interesse an einer honorarvergüteten Publikation?

Dann senden Sie bitte erste Informationen über sich und Ihre Arbeit per Email an *info@vdm-vsg.de*.

Sie erhalten kurzfristig unser Feedback!

VDM Verlagsservicegesellschaft mbH
Dudweiler Landstr. 99   Telefon +49 681 3720 174
D - 66123 Saarbrücken   Fax   +49 681 3720 1749
www.vdm-vsg.de

Die VDM Verlagsservicegesellschaft mbH vertritt

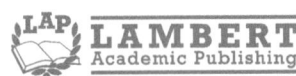
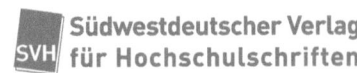

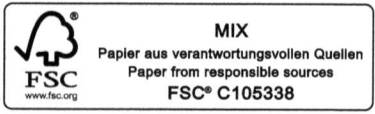

Printed by Books on Demand GmbH, Norderstedt / Germany